職場 × 双極性障害

「はたらく」を支える！

NTT東日本関東病院品質保証室 室長

秋山 剛 編著

南山堂

編者

秋山　剛　　NTT東日本関東病院品質保証室　室長

執筆者（執筆順）

鈴木　映二　　東北医科薬科大学医学部精神科学教室　教授／
　　　　　　　特定非営利活動法人　日本双極性障害団体連合会（ノーチラス会）理事長
有馬　秀晃　　医療法人社団こころの会　品川駅前メンタルクリニック　院長
酒井　佳永　　跡見学園女子大学心理学部　教授
秋山　　剛　　NTT東日本関東病院品質保証室　室長
奥山　真司　　トヨタ自動車株式会社　統括精神科医
五十嵐良雄　　医療法人社団雄仁会　メディカルケア虎ノ門　理事長・院長
尾崎　紀夫　　名古屋大学大学院医学系研究科精神疾患病態解明学　特任教授
高﨑　悠登　　ゆうCOCOROクリニック　院長
阿部又一郎　　有隣会　伊敷病院　精神科医

序

　この本は，企業における産業医・産業保健スタッフをはじめ，経営者，人事・労務担当，職場の上司，社会保険労務士などのための本です．狭義の医学書ではありませんし，医学知識を覚えてもらうための本でもありません．

　この本では，双極性障害（躁うつ病）という，100〜170人に一人くらいは患者さんがいるよくある病気を持つ社員と，職場の方がどうつきあえば，社員にうまく働いてもらえるかという，考え方やコツを説明しています．まず，一般の方に分かりやすいように本人の体験談を紹介しています．それから，職場での対応や社員の家族との関わり方という，つきあい方の基本を説明しています．その後に，よい精神科医師の探し方や，心理教育・リワークプログラムといった「働く」を支えるための方法を紹介しています．診断と治療についての説明は，何かのときの参考にしてください．双極性障害という診断の一歩手前でいわゆる「双極っぽい」方もいて，双極スペクトラムと言われます．こういった方の特徴についても述べています．

　双極性障害は，躁とうつの2つの「極」があるので，そのように呼ばれています．つまり，体調の振れ幅が普通の方より大きいわけですが，自分の体調を把握し，体調の波を小さくする工夫ができれば，怖い病気ではありません．職場で活躍したり，幸せな家庭を営んでいる患者さんは，たくさんいます．

　また，この本は，職場の人と双極性障害の患者さんがうまくつきあい，患者さんに元気で働き続けてもらうための本でもあります．患者さんが働き続けられれば，患者さん，家族，職場，みんなが，幸せになることができます．

　この本が，患者さんやみなさんが幸せになるために，少しでも役立てばと願います．

2018年5月

NTT東日本関東病院

秋山　剛

目　次

第1章　職場での本人の体験――「ともに働く」を考える（鈴木映二）　1

1　双極性障害当事者の文化とは　2
A. 当事者の文化とは　2
B. 当事者の文化を受け入れるということ　3

2　双極性障害当事者の生の声　4

当事者の紹介①　壊れてしまいそうな自分を抱えながらも，なんとか働き続けているAさん（30歳代の女性，会社員）…4

当事者の紹介②　双極性障害の診断を受け入れたものの，どうしても職場復帰を躊躇してしまうBさん（60歳代の女性，元看護師）…5

当事者の紹介③　仕事をどんどん増やされるために続けられなくなり転職を繰り返しているCさん（30歳代の女性，無職）…7

当事者の紹介④　よき理解者に恵まれながらも双極性障害を隠そうとしている自分自身の矛盾に悩んでいるDさん（40歳代の女性，非正規社員）…9

当事者の紹介⑤　双極性障害にかかったことで，かえって仕事や仲間に感謝するようになったEさん（30歳代の女性，薬剤師）…11

3　双極性障害当事者と「ともに働く」を考える　13
A. 双極性障害当事者の文化は理解されているか　13
B. 双極性障害当事者の文化を取り入れるために　15

第2章　職場での対応――こうすれば支援できる　21

1　職場での対応　（有馬秀晃）　22
A. 双極性障害の職場への影響　22

事例紹介①　双極性障害の患者にありがちな事例…23

B. ストレスチェックの実施にあたって　24
C. 社会保険労務士，産業保健スタッフの役割　27

2 家族とのかかわりかた ……………………………………………（酒井佳永）31

A. 家族を支援することの重要性 …………………………………………………… 31
1. 患者の症状や生活について客観的な情報が得られる ……………………… 31
2. 家族の協力を得る ……………………………………………………………… 32
3. 家族へのサポート体制を整える ……………………………………………… 32

B. 双極性障害の患者を支える家族の困難を理解する ………………………… 33

> **事例紹介②** もともとエネルギッシュな性格だったが，過労を経てうつ病と診断され，抗うつ薬による治療を始めてから様子が変わってしまった事例…33
> **事例紹介③** 部長の度重なる叱責によるストレスにさらされた後，うつ病となり休職するが，復職への不安が強く，パチンコで浪費するようになってしまった事例…34

C. 双極性障害の患者さんの家族の困りごとやストレス ……………………… 35
1. 精神症状による影響 …………………………………………………………… 36
2. 家庭内の役割が変化すること ………………………………………………… 36
3. 医療に関する悩み ……………………………………………………………… 38
4. 社会的な偏見と家族の孤立 …………………………………………………… 38

D. 双極性障害の患者の家族支援に役立つ社会資源 …………………………… 39
1. 医療についての相談 …………………………………………………………… 39
2. 家族が利用できる電話相談 …………………………………………………… 39
3. 家族会 …………………………………………………………………………… 40

3 対応できる精神科医の見分け方，見つけ方 ……………………（秋山　剛）41

A. 双極性障害に対応できない精神科医 …………………………………………… 41
1. 炭酸リチウム，バルプロ酸ナトリウム，カルバマゼピンなどの気分安定薬の血清濃度を測定する体制がない ……………………………………………………………………… 41
2. 初診時に十分な情報を聴取しない …………………………………………… 42
3. 活動記録表・家族や周囲からの情報提供を活用できない ………………… 42
4. 病気に関する説明を行えない ………………………………………………… 43
5. 質問に根拠に基づいた説明を行えない ……………………………………… 43
6. 「自分が病気であることが受け入れられない」「軽躁状態への憧れが続く」といった心理的側面への働きかけを行なえない ……………………………………………… 44

B. 主治医を変えたほうがよいとき ………………………………………………… 44
1. 炭酸リチウム，バルプロ酸ナトリウム，カルバマゼピンなどの気分安定薬の血清濃度を測定する体制がない ……………………………………………………………………… 44
2. 初診時に十分な情報を聴取しない，活動記録表・家族や周囲からの情報収集を行えない ………………………………………………………………………… 45
3. 病気に関する説明を行えない ………………………………………………… 45

4. 患者の質問に根拠に基づいた回答を行えない　45
C. よい精神科医の見つけ方　45
D. 合同面談　47

> **Column 1** 本人のため，ほかの社員の健康のため …48

E. 筆者の診療　49
　　1. 炭酸リチウム，バルプロ酸ナトリウム，カルバマゼピンなどの気分安定薬の血清濃度を測定する体制　49
　　2. 初　診　49
　　3. 活動記録表・家族や周囲からの情報収集　51
　　4. 病気に関する説明　51
　　5. 質問への回答　52
　　6. 心理的側面への働きかけ　53

4 心理教育とモニタリング　（奥山真司）　55

A. 心理教育，モニタリングとは何か　55
B. 心理教育，モニタリングは，どう役立つのか　55
C. 心理教育，モニタリングの実際　56
　　1. 病気を正しく知る　56
　　2. 警告サイン（症状）に早く気づけるようになる
　　　　―再発を防ぐために，早く警告サインに気づくことが有効　58
　　3. 油断しないで治療を続ける　59
　　4. 規則正しいライフスタイルを確立し，ストレスマネジメントを心がける　59
　　5. 気分を刺激する物質の使用を避ける　59
　　6. ストレスと上手に付き合う　59
　　7. 経過の理解を再発予防に生かす　60
　　8. リハビリテーションを進める　60
　　9. 社会的な援助（福祉制度）を活用する　61
D. モニタリングのツール　61

> **Column 2** 会社や国の制度の活用　…（秋山　剛）　62

> **Column 3** 「新型うつ病」とは何か？　…64

E. 心理教育，モニタリングを受けた事例・受けなかった事例　69

> **事例紹介④** 心理教育，モニタリングを受けた事例…69

> **事例紹介⑤** 心理教育，モニタリングを受けていない事例…71

F．人事・労務担当者，上司，社会保険労務士の役割 ……………………………………… 72

5　リワークプログラムによる支援 ……………………………………（五十嵐良雄） 73
　A．リワークプログラムにおける双極性障害 …………………………………………………… 73
　　1．双極性障害の診断の難しさ ……………………………………………………………… 73
　　2．困難な双極性障害の診断への工夫 ……………………………………………………… 73
　　3．プログラム利用者中の双極性障害の割合とその予後 ………………………………… 74
　B．双極性障害当事者の体験談 …………………………………………………………………… 76

　　　　患者の手記 …77

　C．プログラムにおける双極性障害への支援 …………………………………………………… 82
　　1．双極性障害のためのプログラム化 ……………………………………………………… 82
　　2．双極性障害への個別的な対応 …………………………………………………………… 83
　D．双極性障害者の家族へのサポート …………………………………………………………… 85
　　1．サポート・カレッジの始まりと変遷 …………………………………………………… 85
　　2．家族へのアンケート ……………………………………………………………………… 86
　　3．双極性障害・発達障害の利用者の家族 ………………………………………………… 86
　　4．親と配偶者のグループ分け ……………………………………………………………… 87
　　5．双極性障害に関する講義の内容 ………………………………………………………… 88
　E．プログラムにおける双極性患者の主治医の役割 …………………………………………… 89
　　1．プログラム中の主治医の役割 …………………………………………………………… 89
　　2．復職時の主治医の役割 …………………………………………………………………… 90
　　3．復職後の主治医の役割 …………………………………………………………………… 90

第3章　双極性障害の理解——より深く知る　　93

1　双極性障害の診断と治療 ……………………………………（尾崎紀夫，高﨑悠登） 94
　A．双極性障害の診断 ……………………………………………………………………………… 94
　　1．抑うつエピソード ………………………………………………………………………… 95
　　2．躁病・軽躁病エピソード ………………………………………………………………… 97
　　3．混合病像 …………………………………………………………………………………… 99
　B．双極性障害の診断の実際の流れ ……………………………………………………………… 100
　　1．躁病・軽躁病エピソードの状態の疑いで受診した場合 ……………………………… 100
　　2．抑うつエピソードの疑いで受診した場合の診断手順 ………………………………… 102
　C．双極性障害の治療 ……………………………………………………………………………… 104
　　1．双極性障害に対する心理教育 …………………………………………………………… 104

  2. 双極性障害に対する薬物治療 ………………………………………………… 107

2 双極スペクトラムとは何か …………………………………（阿部又一郎）112

A. 双極スペクトラムとは ………………………………………………………… 112
  1.「スペクトラム」って？ ………………………………………………………… 112
  2. なぜいま「双極スペクトラム」？ ……………………………………………… 112
  3. いろいろな双極スペクトラム概念 ……………………………………………… 113
  4. 双極性障害は過剰診断されている？ …………………………………………… 118

> Column 4　双極スペクトラムに関するいろいろな理論 …119

  5. 職場は今こそ双極スペクトラムの時代 ………………………………………… 120
B. 社会リズム理論について ……………………………………………………… 120
  1. 私たちの生活とリズム …………………………………………………………… 121
  2. 精神疾患と生体リズム …………………………………………………………… 121
  3. 双極性障害と生体リズム ………………………………………………………… 122

> Column 5　社会ツァイトゲーバー理論 …123

  4. 社会リズムの喪失 ………………………………………………………………… 124
  5. 対人関係社会リズム療法（IPSRT）……………………………………………… 124

> 事例紹介⑥　薬ではなかなか改善しなかったのが，ソーシャルリズムメトリック（SRM-Ⅱ-5）を使った睡眠日誌指導を行ったところ，復職に向かった事例…126

  6. 双極性障害では睡眠管理が大切 ………………………………………………… 127
  7. 睡眠衛生を考慮に入れる ………………………………………………………… 128
C. 双極スペクトラムを知るツール ……………………………………………… 128
  1. よく使われるうつ・（軽）躁症状の評価ツール ……………………………… 128
  2. 双極スペクトラムに関する一般でも使えるツール …………………………… 130
  3. その他のツール …………………………………………………………………… 135

索　引 ……… 143

第1章
職場での本人の体験
──「ともに働く」を考える

1 双極性障害当事者の文化とは

　筆者は精神障害を持つ人を積極的に雇用している某IT企業の経営者とお話させていただいたことがありますが，大変すばらしい姿勢で障害者と関わっていることに感銘を受けました．
　その方は，精神障害を持つ人の雇用を積極的に行っていますが，成功のカギは本人の両親との徹底的な話し合いだといいます．なぜなら，患者のことを一番よく知っている両親の話の中に，長く企業で働いてもらうためのヒントが詰まっているからだそうです．この企業では，両親のアドバイスをもとに就労環境を整えているそうです．双極性障害の場合，働き続けるためには事業所と本人の「相互の理解」が欠かせません．他の疾患に比べて，双極性障害は人によって病状や経過，背景などにばらつきが大きいので，個々の特性を理解することが重要になると思われます．
　しかし，まだ多くの方達が，「精神障害は根性で治せる」「精神障害はなまけ病だ」「精神障害なんか認めない」などというレベルの理解にとどまっていると聞きます．このような理想と現実のギャップを埋めるにはどうしたらよいのでしょうか．その解決の道筋として筆者は，「当事者の文化を理解する」[注1]という考え方をお勧めしたいと思います．
　たとえば，外国人とビジネスの交渉をする時，あるいは自宅に留学生として外国人を受け入れるとき，その人が，日本の文化を「イルカを迫害する」「女性は三つ指をついて出迎える」などと曲解していたとしたら，その人と交渉したり家に迎え入れたりするには大きなストレスを伴うでしょう．一方，相手が日本の文化をよく理解してくれていたら，こちらも最初から自分自身をオープンにできます．このように文化を理解するということは個人を理解する前提として重要だと思います．

A. 当事者の文化とは

　当事者の文化について考える前に，当事者とは何であるかをはっきりさせておきたいと思います．中西によると，それは「ニーズを持った人たち」です[1]．つまり，現在の状態に，こうあってほしい状態に対する不足があると捉えて，現在とは違う新しい現実を作りだそうとするときに，初めて自分のニーズは何かがわかり，人は当事者となるといいます．

注1）「当事者の文化」という言葉は，筆者が最近SNSのFacebookで友達になった当事者が使っていた言葉で，ご本人に了解を得て使わせてもらっている．

歴史を振り返ると，さまざまな人々が当事者の立場に追いやられてきました．被差別部落の人々，ユダヤ人，ジプシー（欧州において移動型民族を指す差別的用語で各部族にはきちんとした名称がある），有色人種，女性——このように，当事者とは「社会によって問題を抱えさせられニーズを持たせられた人々である」とも言い換えられそうです．

ユダヤ人は，移民として世界中で生活するために，勤勉で語学に堪能でさまざまな国民と仲良くしようという柔軟な文化を持っていました．しかし，キリスト教が禁止していた金融業を独占した（ユダヤ教は金融業を禁じていない）ことで，ベニスの商人のような小説の題材とされるなど，長い間ユダヤ人の文化は一部の欧州人の中で嫌悪の対象となっていました．それが頂点に達したのがナチスによるホロコーストだとも言えます．他の文化を排除しようとするのは危険な考え方です．文化は他の文化を取り入れてさらに円熟します．日本は古来他国の文化を取り入れて発展してきましたが，決して日本固有の文化を失っていません．むしろ他国の文化を排除しようとした過去の一時期，日本は自分自身の文化も見失っていました．筆者は，自分自身の文化では理解しがたい文化の中にこそ，自らを豊かにしてくれるものがあると信じています．当事者の文化とはまさにそれであります．

B. 当事者の文化を受け入れるということ

当事者の文化が受け入れられつつある例として，女性の社会進出を考えてみます．女性の社会進出は最初から歓迎されていたわけではありません．精神科医という狭い社会を見ても，かつて女性医師は，着替えたり横になって休んだりする場所に気を遣わなければならず，出産や子育ての休暇なども迷惑に思われることもありました．しかし，女性の内面性（優しさ，気配り，直観，母性など）が，患者への治療のみならず，職場のストレス軽減にも役立つことが理解されるようになり，今ではなくてはならない存在になっています．

現在，各方面で，不十分ながら女性の社会進出は進んできています．それは決して女性が男性化した結果ではなく，女性の文化が社会に受け入れられてきた結果です．このことを双極性障害に苦しむ方々にも置き換えられないでしょうか．

2 双極性障害当事者の生の声

　双極性障害の人の文化を理解するために，まずは当事者の生の声を聴いてみましょう．双極性障害に関わるすべての人々のための会としてノーチラス会という当事者会があります．この会で行っているミーティング（当事者同士の対面交流会）で拾った5人の体験談を紹介します．（執筆に関して口頭で各人の了解を得てあり，個人が特定できないように情報を変えた文章を本人に確認してもらっています）

当事者の紹介①

壊れてしまいそうな自分を抱えながらも，なんとか働き続けているAさん
（30歳代の女性，会社員）

　Aさんは，大学を卒業後，某製薬会社に就職し新薬の開発に携わってきました．自宅から遠方のため単身で生活していました．もともと成績優秀で，大学時代は常にリーダーシップを取るタイプでした．快活な性格で，女性にも男性にも好かれていました．

　本来は試験管を振って実験するのが好きでしたが，入社後与えられた仕事は莫大なデータの処理で，社内で常に競争を意識させられました．就職して数年経つと「おまえならできる」「何とかしてこい」とデータ提供者と直接会う仕事も任されるようになりました．数年経った頃，仕事でミスが重なり上司に叱咤されました．最初はスランプなのだと思い何とか克服しようともがきました．無理矢理友人を誘って飲みに行ったり，新しい彼を作ったりしました．何とか元気を装い，うつをごまかしながら働いていたある日，新薬販売のイベントの地域のリーダーを任せられました．つらい身体を引きずって全国の地域リーダーが集まる会議に参加したり，イベントの準備をしていたりするうちに，突然雲が晴れるように気分が明るくなり（⚠️①），その後しばらくは会議でも積極的に発言し，残業もいとわなくなり，上司に褒められてますますやる気が出ました．そのうち上司と議論しても絶対に負けないという変な自信が出てきて，やたら口論を吹きかけるようになり会議から退室させられたこともありました．しかし，そんな元気な時期は数ヵ月で終わり，再び身体が重くて起きられなくなり，ついに会社に連絡もできないまま1週間寝込んでしまいました（⚠️②）．心配した上司に勧められて精神科を受診し，双極性障害と診断され治療が開始されました．その後，ほぼ慢性的なうつ状態と，ときどき思い出したように訪れる躁状態が続いています．うつ状態のときには通院が滞り，薬が切れることも少なくありません．躁状態のときには，もっといい先生がいるのではないかと調べて近県まで出かけたりします（⚠️③）．

　仕事には何とか行っています．仕事を辞めたら楽かなあと思うこともありますが，辞めたら次の仕事には就けそうにないという恐怖で毎日出勤しています．帰ってくるときには身体はボロボ

ロです．着替えることもできません．靴も脱がずに玄関で寝てしまうことさえあります．休みの日にようやく風呂に入ることができます．朝は，自分にムチ打って出かけています．本当にきつくて，こんな毎日だったら死んだほうがましだといつも思っています．<u>もし，会社できついことを言われたら，自分が壊れてしまいそうで怖いです</u>（⚠️④）．

●解説●

(⚠️①) イベントは躁状態を引き起こすきっかけになりやすい．ノーチラス会が発足した頃は，患者さんたちだけで講演会を企画し，準備し，実行していた．そのため，講演会直前には皆が躁状態となり，終わった途端に大混乱に陥ってしまっていた．筆者は当初から企画や準備が完璧を求めすぎていると忠告したが，止められなかった．また，マスコミなどの取材が入ると，その前後で調子を崩す人が続出した．現在は，徐々に講演会を小規模化し回数を増やす方向にしている．また，マスコミの取材は，一人に集中しないようにしてもらっている．

(⚠️②) 外来の予約通りに通院することが困難な方が多い．当事者は，受診しなければいけないことを十分理解しつつも，そのこと自体がプレッシャーとなってしまい病状を悪化させてしまうという悪循環にはまりやすい．ノーチラス会では，熱心に活動していたかと思うと何の連絡もなくぷっつりと来なくなってしまい，半年以上経って，また顔を出すという方もいる．

(⚠️③) いわゆるドクターショッピングという行動で，一般的にはよくないとされているが，双極性障害に苦しむ患者さんの場合は，なかなか適切な治療に出会うことができないことがあり，必ずしも悪いとはいえない．2016年8月にノーチラス会で実施したアンケート調査によると回答のあった女性81名中62名，男性36名中21名が自ら主治医を代えたことがあった．そして，代えた回数は女性2.5人，男性2.3人（いずれも平均）であった．その結果については男女ともよかったと答えたのが70％以上で，よかった＋まあまあよかったは95％以上であった．ちなみに，代えた理由の上位3つは男女とも「主治医の知識不足」「話を聞いてくれない」「説明が不十分」であった．

(⚠️④) 躁状態のときの態度が横柄に見えることや大胆なファッションなどを身にまとう人が多いなど，さまざまな理由から誤解されやすいが，内面はもともと傷つきやすい人が多い．うつ状態となると，さらに傷つきやすくなる．

当事者の紹介②

双極性障害の診断を受け入れたものの，どうしても職場復帰を躊躇してしまうBさん（60歳代の女性，元看護師）

Bさんは，総合病院の勤務を経て，長い間，精神科単科病院で病棟看護師長を勤めていました．その頃は，とても充実していました．その後，内科系病院に移り，循環器病棟の看護師長となりました．しばらくして，夫が心筋梗塞で急死し専門家の自分がついていながらとひどく自分を責めました．しかし悲しみに暮れる間もなく，職場で退職者が相次ぎ，当直を頻回にこなさなけれ

ばならなくなり生活リズムが崩れていきました．自分がやらなければという責任感に駆られ，ほとんど寝る間もなく働きました．まもなく体調を崩し，更年期障害と診断されホルモン療法を受けるようになりました．身体はだるく，睡眠もとれなくなってきているのに，気持ちだけは焦って，イライラ（⚠️⑤）しながら働いていました．その頃，前に勤めていた精神科単科病院から総看護師長で来てもらえないかというオファーがあり，よく考えもせずに引き受けてしまいました．

　Bさんは，本来患者と接しているのが好きだったのに，新しい職場は，1日中部屋にこもっての事務仕事でした．パソコンが苦手なのに，書類作りに追われ，各病棟師長からの要望の調整などでストレスは頂点に達していきました．加えて，電子カルテが導入され，会議に出てもほとんど理解できず苦痛の毎日でした．まもなく，今度は自らが心筋梗塞を発症し入院しました．これ以上職場に迷惑をかけられないと考えて辞職しました．

　退院後も体調不良が続き，何もやる気がしないため，**自分でうつ状態を疑い，脳神経外科を受診し，うつ病の診断を受けました**．抗うつ薬，抗不安薬，睡眠薬などで治療されましたが，一向に病状が改善しないままでした．その間，何度も強いうつ状態に襲われ，「死にたい」とまで長女に訴えました．長女がそのたびに支えてくれました．長女がいなかったら自殺していたと思います．

　それでも，精神科を受診したくない，精神疾患と認めたくない（⚠️⑥），元の同僚たちに病気だと知られたくないと，そんなことばかりグルグルグルグル考えていて，精神科に行くように勧める長女といつも口論になっていました．自分の人生には諦めの気持ちしかありませんでしたが，長女には迷惑をかけたくないと思っていました．気がつくと，そんな生活を10年以上続けていました．

　ようやく精神科に通い始め，双極性障害と診断された後も，かたくなに薬を拒否しました（⚠️⑦）．何で，そんなに拒否していたのか今となっては自分でもわかりません．薬を心から受け入れるようになるまでには，5年くらいかかったと思います．最初は，具合が悪いのは，病気の症状なのか，薬の副作用なのか判断がつかなかったので，何でも薬のせいにしてしまい，きちんと服薬しなければだめだという長女に迷惑をかけていました．そのうち，ノーチラス会に参加するようになり，当事者同士で服薬の必要性，対人関係，生活リズム，症状への対応などの話し合いをするうちに，少しずつ自分が変わっていくのを感じました．

　現在，**病状は以前と比べものにならないくらいに安定しています**．ノーチラス会も，最初は長女に連れて行ってもらったりしていましたが，そのうち自分一人で定期的に参加するようになりました．今では他の人に薬の大切さをアドバイスするようになっています．しかし，元気になって，姉や親戚との交流も再開するようになると，姉に「精神障害は気のせいだ」「甘えている」と非難されるようになりました（⚠️⑧）．それで必ず口論になります．自分からは距離を置こうとするのですが，姉妹だから，いつも避けるわけにはいかずどうしていいのかわかりません．いつもそばで自分の様子を見てくれている長女だけが理解者だと感じています．

　自分の経験を活かして職場に戻ってみたいという気持ちはあります．しかし，発病する前に総師長までやったことやとても忙しかったことを考えると，一からの出直しに二の足を踏んでしまいます．もっと働きやすい環境があったらと思いますが，自分の知る限りそんな病院はありません．

● 解説 ●

(⚠️⑤) イライラ感は躁状態のサインでもある．たとえば，同僚の些細な一言にかみついたり，レジ待ちの列に割り込んできた人を大声で罵倒したりするなど，普段のその人からは考えられない行動が出てきたときには要注意である．また，イライラ感は気分が落ち込んでいるときに躁とうつの混じったような状態（混合状態）の中で出てくることもある．

(⚠️⑥) 双極性障害にかかった方の中には，自分が精神障害にかかったことを認めたがらない人がいる．Bさんの場合は，自分で気がついていながら認めたくないという心理的な要素が強いが，中には本当に自らの躁状態やうつ状態が正常の範囲を超えていることに気がつかない人もいる．Bさんは，診断された後も2〜3年は何度も病名を確認していたという．一方，パーソナリティ障害と診断され，効く薬はないなどと説明を受け，適切な治療がなされないままに長い間病状に苦しんでいた人は，双極性障害という診断名と，その根拠を聞くと救われた気持ちになるという．

(⚠️⑦) 双極性障害にかかった本人や家族に聞くと，精神科の治療薬はどれも一律にイメージが悪いが，睡眠薬は，まだ手軽な感じがするという．抗うつ薬と双極性障害治療薬と比べると前者のほうがイメージがよいという．また，眠れないことが病気の原因と考えたり，精神的な症状を言うのは恥ずかしいが最近悩みがあって眠れないという程度のことは言いやすかったりするので，かかりつけの内科医に睡眠薬をもらって済ませていたという方も多い．さらに，将来の症状悪化を予防するための薬は，服用している本人にとって効果を実感しにくい．その反面，ぼーっとする，口が渇く，めまいがする，手が震えるなどの副作用があるため，ついつい服用を敬遠しがちになる．

(⚠️⑧) 家族の無理解が本人を苦しめ，治療の妨げになることは珍しくない．家族に薬を捨てられてしまったと言って受診した次の日に薬をもらいに来た人もいる．それほど極端ではないとしても，漢方薬を薦められたり，薬の飲み過ぎでおかしくなっていると言われたり，他の医師の所に行くように勧められたり，テレビなどで聞きかじった治療を勧められたり，薬を飲むのを冷たい目で見られたりなどは日常的にみられる．

当事者の紹介③

仕事をどんどん増やされるために続けられなくなり転職を繰り返しているCさん（30歳代の女性，無職）

Cさんは，高校生頃に姉が統合失調症を発症し，その言動に振り回されてきました．姉は薬を飲みたがらず，飲まないでいると被害妄想が出てきて，それを「お前たちのせいだ」と家族に向けてきました．そのため，とにかく家から離れたくて外国に行こうと決心し，英語を勉強し，大学は英語学科（経済的な理由で自宅から通える地元の学校で我慢した）に入りました．

大学3年生のときに，もっと勉強しなくてはいけないという衝動が突き上げてくる (⚠️⑨) のを感じました．その衝動が止まらず，居てもたってもいられなくなりアルバイトを掛け持ちして最低限のお金と片道の切符代を手にすると，後先を考えずにアメリカに出発してしまいました．ホテルに着いた途端に，**ひどいうつ状態となり動けなくなりました**．食事もできず，水だけ飲ん

でいました．やっとの思いで自宅に電話して帰りの切符代を口座に入れてもらい，必死の思いで帰国しました．その後，精神科に通いましたが，抗うつ薬などの治療を受けていたためか病状が安定せず，休学を繰り返し結局大学は中退しました．

　その後は，母親から働け働けと言われ，仕方なくアルバイトをしました．しかし，うつになると簡単なレジの操作もできず，字も書けなくなるためにすぐにクビになるという繰り返しでした．自分なりに英語の勉強は続け，躁状態になると勉強がはかどるためにTOEIC公開テストで900点を取ったこともあります．そのうち，躁状態になると何でもできる気になるので，自分でも躁状態を利用して物事を始める（⚠️⑩）ようになっていきました．

　5年位前に，初めて双極性障害と診断されて炭酸リチウムなどの処方を受けるようになり，以前よりは気分の波が落ち着くようになりました．それでも，最近の2年間で3回転職しています．現在はビジネスホテルの受付をしていますが，パソコンに入力した予約の日付や名前が間違っていなかったかと心配になり，夜眠れなくなってしまいます．心配でたまらず一睡もできず，早朝5時に仕事場に電話したこともあります．お客さんとの会話は緊張の連続で，上司に「いつも手を強く握りしめている」「笑顔も不自然で固い」などと指摘されます．クレームを言われている最中にパニック発作を起こしてしまった（⚠️⑪）ことがあります．

　転職を繰り返しているうちに，いわゆるブラック企業しか雇ってくれなくなってきています．主治医と相談して，無理のない範囲でということで面接のときに13時から17時の週3日という条件を確認して雇ってもらうのですが，いざ働き始めると勝手に17時から21時のシフトになっていたり，突然週5日勤務になっていたりします．ホテルが忙しい時期には，どんどんシフトが入り残業代もまともに支給されないのに，閑散期にはほとんど仕事がなかったり，一方的に退職させられたりします．うつ状態になると「他に私なんかを雇ってくれるところなんてない」と自己評価が低くなって，会社側からの無理な要求にズルズルと引きずられ，やがて限界に達して辞めてしまいます．こんな調子だから，自分のペースで働いて，慣れてきたら，いずれは正社員になろうという計画はいつも崩れてしまいます．

● 解説 ●

(⚠️⑨) 躁状態は突然に訪れることがある．突然に新しいことを始めたり，大事な決定を即座に下してしまったりするため周囲もそれに振り回される．

(⚠️⑩) 躁状態のときには，いろんなアイデアが湧いてきて気分も爽快になり意欲も出てくるため，本人にとっては好ましい状態と認識されることが多い．実際に，快活になるために異性にもてたり，交渉ごとがうまく進んだりすることもある．しかし，多くの場合，それらは一過性であり，躁状態のときの行動が後から自分の首を絞めることが少なくない．また，躁状態のときに浮かんだアイデアは独創的ではあっても脈絡がなかったり実用的でなかったりする．

(⚠️⑪) 双極性障害は不安の症状を伴うことが多い．電車に乗れなくなり，職場近くに引っ越した人もいる．

当事者の紹介④

よき理解者に恵まれながらも双極性障害を隠そうとしている自分自身の矛盾に悩んでいるDさん（40歳代の女性，非正規社員）

　大学卒業後，図書館などの勤務を経て結婚し，出産しました．しかし，前夫はだんだん家庭を顧みなくなりギャンブルにはまるようになりました．およそ10年前に前夫には頼らないと決心した途端，何となく気持ちがスーッと楽になり，その後，気分が爽快になり，やたら昔の友達と久しぶりに会う約束をして遠くまで出かけたりしました．その勢いで，離婚を決意しました．しかし，**離婚調停の最中からうつ状態となりました**．頭が働かず，悪いほうに悪いほうにばかり考えがいってしまい，離婚調停の話し合いでも，思ったような主張ができず，早く決着をつければ楽になれるのではないかと考え，結局相手の言いなりに条件をのんでしまいました．しかし，離婚後は思惑に反してどん底に突き落とされたような最悪の状態となり，このままでは死ぬしかないという考えに縛られ，その一方で死ぬことがとても怖く必死の思いで目に飛び込んだメンタルクリニックに駆け込みました．**適応障害の診断を受けて，抗うつ薬や睡眠薬などを処方されて飲みはじめ，夜は眠れるようになりましたが**，とても子育てなどできる状態ではなくなり，結局子どもを連れて実家に戻りました．

　最初は心配していた両親も，いつまでもぶらぶらしているDさんを見て，「子どものためにならない」，「しっかりしろ」，「うちも大変なんだから少しは働け」，「親がいつまでも元気でいると思うな」などと言うようになりました．その一言一言がとても重く心に突き刺さりました．仕方なく，両親を安心させなければとつらい心と身体にムチ打って，いくつかの仕事に就きました．最初に見つけた仕事は料理教室の講師でした．しかし，**まだ病状が安定していなかったので，朝起きてみないと仕事に行かれるのかどうかもわからない状態で**，他の講師に連絡して代講をお願いすることに追われる毎日でした．やはり自分の病気のことを話さないと長続きはしないと思いましたが，結局は言い出せずに，そのうち代講の連絡も取れなくなり，まもなくクビになりました．

　その後も病気のことは隠して就職していました．両親も高齢で，離婚時の条件で養育費は最低限で，それさえも支払ってもらえない状況で，子どもの将来も考えれば，もう絶対に仕事をクビになることだけは避けたいと思っていましたが身体は言うことをきいてくれませんでした．つらいときはインフルエンザだと嘘をついて1週間ほど寝込んで休んだりしていました．しかし，嘘も出尽くして，中途半端な形で辞めてしまうことの繰り返しでした．

　いくつかめの職場の上司がたまたま女性で話しやすそうな方だったので，恐る恐る精神科に通っていることや抗うつ薬を飲んでいることを打ち明けました．その後，その上司は心配して何度も電話をくれました．そして，会って話をすれば少しは気分転換になるのではないかと誘ってくれたりしましたが，<u>毎回，約束をしては当日具合が悪くなりキャンセルする</u>（⚠⑫）…という繰り返しでした．最後に，その上司と電話で話をしたとき「何人もあなたのような病気になった人を見てきています．あなたは一度仕事を辞めたほうがいい．このまま仕事を辞めずにいると，いつも仕事に行かなきゃと思い，そのことがきっとストレスになるから病気もよくはならない．またよくなったら戻ってくればいい」と言ってくれました．その上司が精神疾患になり休むようになったDさんを辞めさせたくてそう言ったのか，本当に心配して言ってくれたのかはわかりません．でも，その方の話し方，それまでの接し方を見て，Dさんは本当に心配してくれていたの

だと思いました.

その後,たまたま評判を聞いて受診してみた病院で病名が**双極性障害に変わりました**.父親も多少波があり,何となく双極性障害の血筋を引いているような気がすると自分でも納得しました.しかし,双極性障害という病気のことを理解すればするほど,自分が双極性障害であると職場に言うことがためらわれました(⚠️⑬).そのうち,主治医から双極性障害は障害者年金が認められる疾患であると説明され,精神障害者保健福祉手帳,自立支援医療の受給と合わせて申請することを勧められました.母子手当と合わせると生活に余裕ができることを説明され,それはそれでとても心が落ち着く気がしましたが,その一方で,**自分が精神障害者であるということを認めなければならないという現実と再び向き合うことになり深く悩みました.そのことで,実は自分自身が障害者に偏見を持っていたということにも気づかされました**.また,自分の娘が障害者として社会支援を受けることを,あの厳格な両親が受け入れてくれるだろうかと心配しました.主治医は,いつまでも待つから,慌てて決断しなくてもよいと言ってくれました.

そんなDさんが次に勤めたのは障害者に就職を斡旋する会社でした.精神障害者であることは隠して就職し,逆に管理する側として働くことになりました.しかし,自分が双極性障害という病気を持っていながら,それを隠していることに常に後ろめたさを感じていました.でも,黙っていれば誰にもわからないし,体調を崩さないように気をつけてさえいればよいと思っていました.

その会社に入ってみたところ,管理者から一般職員まで専門家は一人もおらず,障害に対する知識もピンからキリでした.精神障害に関しては「本人の気の持ちよう」などと公言する人もいました.それでも,皆一様に一生懸命,障害を持っている人を理解し一緒に仕事をしていこうとしてくれている姿勢には,障害者の一人としてとてもありがたいと心の中で思っていました.

ある日突然,Dさんに転機が訪れました.なんと,勤めている会社の役員から交際を申し込まれたのです.Dさんは悩んだ末,相手にすべてを告白しました.告白する前は,果たして自分の交際相手が精神障害だと知ったらどうなるだろう,交際を解消されるどころか職場に居場所がなくなるのではないかと心配しました.しかし,いつかは話さなくてはいけないのであれば,早めに話したほうがいいと考え,思い切って打ち明けました.結果,相手の人は「とても話しにくいことだったろうに,よく話してくれた」と涙を流して手を握ってくれました.その彼は今Dさんの夫です.

そんなDさんですが,今でも,こんな病気になってしまった自分が恥ずかしいと思っています.周りの人が,いくら大丈夫だと言ってくれても隠そう隠そうとしている自分に気がつきます.病気とは,実はかかってしまった人が理解するのが一番難しいものなのではないか(⚠️⑭)と思っています.

● 解説 ●

(⚠️⑫) 「約束を守れない」「締め切りが守れない」というのは,双極性障害の社会適応を悪くする最も大きな理由の一つである.約束をした日に,それを守れるだけの状態でいられるのかどうかは本人にもわからない.双極性障害にかかっている人は,申し訳ないと思いつつも身体が動かない.そして約束を守れなかったことに強い自己嫌悪を感じる.そういう体験の積み重ねによって,「約束」という言葉に恐怖を感じるようになる.さらには,約束や締め切りを決められることによって病状が悪化してしまうようになる.

2 双極性障害当事者の生の声

(⚠️⑬) あくまでノーチラス会の中での経験であるが，双極性障害にかかっていることを職場に伝えている人は少ない．しかし，一つの仕事が長期間続いている人は，職場に伝えているようである．

(⚠️⑭) 「自分自身が偏見を捨てなければいけない」「正しい知識を身につけないといけない」「病識を持たなければいけない」というような話題は，当事者会の中でよく話し合われる．その一方で，「統合失調症と一緒にしてほしくない」などという発言を耳にすることもある．ある人は，自分が子ども時代に馬鹿にしていた精神病院に自分が入院して，それで初めて自分自身の偏見に気がついて，「今は，どんな人にも偏見を持たないように気をつけるようにしています」と発言していた．

当事者の紹介⑤

双極性障害にかかったことで，かえって仕事や仲間に感謝するようになったEさん（30歳代の女性，薬剤師）

以前から，**気分の波が大きいとは自覚していました**．調剤薬局で薬剤師として働いていたEさんは，あるとき，処方箋をひと目見ただけで薬の名前が全部頭に入ってくるので，ついに自分もひと皮むけたのだと思いました．何を食べてもおいしいし，疲れも感じなく，夜遅くまで専門書を読んでも次の日はきちんと起きることができました．急に仕事を休むことになった同僚の仕事もどんどん引き受けました．そのうち，自分が調べた知識を患者さんに長時間かけて説明したり，処方箋を書いた医師にしつこく電話をかけて質問したりして，苦情が相次ぐようになりました．自分が何でも正しいと思っていたので，周りが理解できないのが悪いと**いつもイライラするようになりました．何でもかんでも議論を吹きかけるようになり**，顔を見るだけで皆が避けるようになりました．

ある日，上司に言われた一言が頭から離れずむしゃくしゃしていたので，帰りにコンビニに寄って菓子パンを10個くらい買い一気に食べてしまいました（⚠️⑮）．翌日，出勤しても頭が回らず，何とか午前中だけ働いて午後は休みをもらいました．しかし，帰宅してベッドに入っても，疲れはとれませんでした．涙が出てきて，この数週間のことがやたらに反省されました（⚠️⑯）．皆に迷惑をかけたと思い，いろんな人に謝罪のメールを書いて送りました．その後数日は，通勤しながら電車にひかれたらすぐに死ねるだろうかなどと考えるようになりました．しかし，電車に飛び込むと家族に賠償金の請求が行くと聞いていたのでできませんでした．フラフラになって出勤すると同僚が「なんだあんなにでかいことを言っていたくせに」という目で見ている気がしてなりませんでした．翌朝，ふとんの中から会社に辞めますとメールしました．しかし，何の返事もありませんでした．その後SNSのTwitterで死にたいとつぶやきました．すると何人かが止めてくれました．また死にたいとツイートしました．また誰かが反応してくれました．そんなことを何度も繰り返しました．その後も死にたくなるとTwitterをし，一晩中Twitterをしていた（⚠️⑰）こともありました．また，飲めない酒を飲み出し，いつしか飲めるようになってしまいました（⚠️⑱）．**ある日，「死にたい」と騒いで精神科病院の閉鎖病棟に入院しました**．約半月後に落ち着きを取りもどしたEさんは，思い切って会社に入院していることを報告しました．辞め

> るとメールしてあったものの，入院したことを話したら解雇されるのではないかと不安でした．ある日，仲の良かった後輩から「社長はいつまでも待ってると言ってますよ」とメールが来ました．とてもうれしく，**復帰を決心しました．その半月後退院しました．**
>
> 　退院した後，復帰するためには，自分を仕事ができる状態にしないといけないと考え，今までを振り返り，**自己分析を始めました．** Eさんは昔から春になると，自己否定感や無価値観が消えること，スカイツリーに登った後に嘘のように気分が晴れたことを思い出し，日光になるべく当たるようにしたほうがよいと考えました．感情の起伏の激しい人は，もともと苦手（⚠️⑲）でしたが，双極性障害であると自覚してからは，さらに気をつけるようにしました．
>
> 　Eさんは，仕事をする自分を大事にしています．人それぞれですが，仕事をする自分があってこそのプライベートだと考えています．また，双極性障害と診断されたことで，逆に職場の人から心配してもらえるだけでなく，いろいろな制度で保護を受けたりしていることに感謝し，そういう身だからこそ他の人への配慮をしなければならないと考えています．そして，**Eさん自身は双極性障害を人生の中にあるいろんな不都合の一つと考え，**健康な人でも仕事をする上でたくさんの不都合を抱えているので，普段他の人から気を遣ってもらっている自分だからこそ，他の人が不都合を抱えているときには優しくなりたいと思っているということでした．Eさんは，仕事をしている自分が好きで，二度と働くことができないかもしれないと思ったこともあったので，普通に働けるだけで幸せを感じています．

● 解説 ●

- （⚠️⑮）過食（食べ過ぎ）は双極性障害と併存しやすい．いつも過食症が併存する場合もあれば，気分障害の波に伴って過食する場合もある．最近開発されてきている双極性障害の治療薬の中には副作用で食欲が増進し糖尿病になりやすいものもあるので注意が必要である．
- （⚠️⑯）躁状態のときに取った行動を後悔することはよくある．躁状態の後に，そのままうつ状態になった場合は，過度に自責的になり自殺につながる危険性もある．
- （⚠️⑰）双極性障害に苦しむ方に限ったことではないかもしれないが，うつ状態のときにはメールの返事がすぐに来ないと孤独感や疎外感を感じるので，相手が誰であろうとすぐにレスポンスのあるTwitterなどは手放せなくなってしまう．実際にTwitterが自殺予防に役立っているという当事者に何人も出会ったことがある．また，ネガティブなことを吐き出し続けて，それでも慰めてくれる人がいることで，少しずつ気分を上向かせることができるという人もいる．ただしTwitterには，一般的に言われている負の側面もあり，注意も必要である．
- （⚠️⑱）双極性障害はアルコール依存症を併存しやすい．こころを麻痺させようとしてアルコールを飲むのだが，実際には，気持ちはどんどん下がってしまい最悪だという話を聞く．
- （⚠️⑲）当事者会のミーティングで聞いていると，過去のエピソードに関しては，うつのことも躁のことも共感を持って受け止められる．実際その場にうつ状態の人がいれば全員で何とかしようと見事な連携プレーがみられる一方，躁状態の人は避けられてしまう．

3 双極性障害当事者と「ともに働く」を考える

A. 双極性障害当事者の文化は理解されているか

　前項の5人の体験を通して，当事者文化に触れてみましたが，この方々は，当事者会に出てこられるくらいなので，社会適応がよいほうであるといえます．当事者会にいくら誘っても，体調が安定しないために出てこられない人や，病気を通じて人間不信になって，あるいは肉体的にも精神的にも体力がないために当事者同士の集まりにさえ参加できない人も少なくありません．筆者は，せめて，この社会適応が比較的よい方々だけでも働き続けることのできる事業所が増えてくれることを願っています．

　出社できなくなった患者さんに「完全に治してから戻ってきてくださいって上司に言われました」などと聞かされることは珍しくありません．もう少し気の利いた会社でも「復職プログラムに出て，きちんと出社できるようなトレーニングをしてきてください」などと要求します．

　現場では，どのような理解がされているのか，表1-3-1に当事者会で拾った声をまとめてみました．当事者側からすると，ほとんどの人が理解してもらえていないという実感のようです．当事者会は，常日頃言えないことを聞いてもらえる場ですから，否定的な意見が出やすいのは事実ですが，それにしても，就労支援や障害者雇用の現場においてさえも双極性障害の文化が十分理解されていないのではないかと思われる現実が見えてきます．結果として「自分がいると会社の足かせになってしまう（30代，女性）」という自己嫌悪感につながっていってしまいます．

　特に，影響の大きい上司に関しては，あまりよい評判を聞くことはありません．多くの当事者が表1-3-2に挙げられた声と似た経験をしているのではないでしょうか．本来は同じ立場でお互い助けるべき立場の同僚にして表1-3-3のような扱いです．さらに，身近で本人を支えるべき家族との関係も病気をきっかけに悪化していってしまうことがわかります（表1-3-4）．

　結果として，多くの方が職を失っていってしまうのですが，いったん職を失ってしまった方々がどう感じているのかについて表1-3-5にまとめました．

表 1-3-1　職場の理解

- 人事課の人に，何でも病気のせいにしてしまうので人間的に成長できていないと言われました．（30代，男性）
- 上司が代わると急に扱いが変わったりします．それで辞めてしまったこともあります．（50代，男性）
- 何回も休みを取るな．ちゃんと治してから出てこいと叱られました．まるで，**治らない奴は辞めろと言われている**ようです．仕方ないから治りましたと嘘をついて復職しました．（30代，男性）
- 頑張って電話したときに「また休むのか」と言われて，それから怖くて電話できなくなってしまいました．（30代，女性）
- 障害者枠の面接に行ったのに「何だこの書類は」と叱られ，それ以来怖くて面接に行かれません．（40代，男性）
- 就労支援といっても職場によって理解は大きな差があると感じます．（50代，男性）
- うつについては，職場の理解も最近大分変わってきている気がします．休んでも仕方ないんだなと受け入れてもらえるようになってきているようです．（40代，男性）
- 職場にはうつ病と言っていますが，**躁を理解してもらうのは無理**なようです．（30代，女性）
- 私は，自分では躁状態のときは仕事したくて仕方ないんです．でも，結局まとまった仕事ができないということで，躁のときには帰るように指示が出るシステムにしてくれています．それはすごくいいんですが，それを「甘い」「なんであいつだけが」って露骨に言われます．（30代，男性）

表 1-3-2　上司との関わり

- 以前異動になったときに，オリエンテーションの最中，薬の副作用で眠くてうとうとしていたら，後から呼び出されて**怒鳴りつけられました**．その人は自分はうつ病の研修にも出ていて病気のことはよくわかっていると言っていました．（50代，男性）
- 上司に「何時何分に電話を何本取ったか，それを連絡しろ．あなた一人が間違えたら，その後ろに何百人もの人がいるから，その人たちに責任があるんだからね」と言われて何度も何度も確認するようになってしまった．（20代，男性）
- 上司に，おまえは忍耐力のない人間だと烙印を押されました．（40代，男性）
- 上司が，しょっちゅう**辞める気はないのかと聞いてくる**ので，近くに来るだけで心臓が痛くなります．（30代，男性）
- 理解のある上司と思っていましたが，あるとき「**病気の奴は口を出すな**」と言われて愕然としました．（30代，男性）
- 酒の席で上司が精神障害で**辞めた人の悪口を言っている**のを聞いてしまい，自分もどうせ悪く言われていると思います．（30代，男性）
- 酒の席で上司から，「お前は病気を言い訳にしている」「病気になってから人間的成長が止まっている」などと**お説教される**ので宴会が苦痛です．（40代，男性）

表 1-3-3　同僚との関わり

- 病気になってから，人間関係が急になくなってしまいました．（40代，女性）
- ドタキャンするのが嫌だから最初から約束を断っているうち**疎遠になりました**．（50代，女性）
- うつのときには人と関わりたくないので，連絡もしません．なので，結局一人ぼっち．（40代，女性）
- 昔，同僚に相談していたら，「あなただけしんどいわけではない」と話を切られ，それから病気のことを**誰にも言えなくなりました**．（40代，女性）
- 本当は人の輪に入るのが好きなのに，躁状態のときに言い過ぎて，調子いいのが気に障るみたいで気がつくといじめられたり…．（30代，男性）
- 突然3人の同僚に話し合いをしようと無理やり部屋に連れていかれ，「**辞めてくれない？**」と詰め寄られたことがあります．4人しかいない部署だったので，精神障害の人がいて勝手に休まれたら困るということでした．（30代，男性）

表 1-3-4　家族との関係

- 以前は休んでいると親に仕事を探せと言われプレッシャーだった．それで無理して就職するとすぐにダメになるという繰り返しだったんです．主治医は休めと言うし**家族との板挟みに悩んだこともあります**．（50代，女性）
- 姉妹が気のせいだという．（30代，男性）
- 父親が「薬なんか飲んでいるから仕事ができないんだ」と言って**薬を捨ててしまった**ことがあります．それから口をきいていません．（30代，男性）
- 主治医は「きちんと治療をすること，きちんと休むことがあなたの仕事なんです」と言ってくれるんです．でも，それを親に言うと，**そんな医者の所には通うなと言うんです**．（40代，女性）
- 家族には迷惑をかけていると思う．それはものすごく申し訳ないと思っています．（30代，男性）
- 病気のことを理解してほしいと母親に泣いてお願いしたら，あなたこそ私の苦労を少しもわかってくれないと逆に泣かれました．母親は女手一つで私を育ててくれたので感謝していますが，**仕事が続かない私にいつも腹を立てています**．（30代，女性）

表 1-3-5　仕事を離れて

- 仕事を辞めたら，自己嫌悪で**引きこもってしまいました**．（30代，男性）
- 仕事をしていた頃は，生活リズムにメリハリがついていました．いろんな人に関わっていたことで刺激を受けていたのもよかったのかなあと思います．今は，**家で刺激がないので**，リズムも作れずにいます．（40代，男性）
- もともとの仕事にプライドがあって，どうしても同じ仕事に戻りたかったのですが，結局だめで．それを自覚したとき，ものすごく落ち込んで，とことん落ちて，でもしがみついてはいけないなと諦めました．**諦めたら楽になりました**．病気なので仕方ないと．今のほうが自分らしいと思うようになりました．（40代，男性）
- 以前介護の仕事をしていました．その最中に具合が悪くなって，退職しました．**家にいるのもストレス**だったので，仕事を探しましたがうまくいきませんでした．（20代，男性）
- 失業中は，昼間に出かけると，知らない人でも会うのが怖いと感じます．仕事に就いている間は大丈夫なので，**仕事をしていないことのひけ目**なのだと思います．（30代，男性）
- 家にいると張り合いがないですね．やっぱり働いていないと**気持ちに張りが出ない**です．（40代，男性）

B. 双極性障害当事者の文化を取り入れるために

　双極性障害当事者が働きやすい環境とはどんなものでしょうか？　職場としては彼らにどのような配慮をすればよいのでしょうか？

　事業者側の課題について考える前に，実際に当事者がどのような仕事に就いているのかの声を聞いてみました（表 1-3-6）．同じ薬剤師でも前述のEさん（p.11）のように仕事を継続できている方もいれば自ら諦める人もいます．以前の職に就けない人もいますし，続けている人でも働く頻度を下げている人が多いようです．また，不満ながら軽めの仕事を回してもらっている人もいます．

　仕事を継続できなかった理由に，職場に病気のことをカミングアウトできなかったことを挙げる人は多いです（表 1-3-7）．この表の意見の最後の女性が指摘しているようにカミングアウトしなければ相互理解は始まりません．カミングアウトしやすい雰囲気を事業所の中に作っ

表 1-3-6　今の仕事

- 公務員ですが,自分のペースでできる業務をしているんです.誰にでもできる**軽めの仕事**ばかりが集まってくるのでやりがいもありません.（50代,男性）
- 元薬剤師です.双極性障害という病名を言われたときに,**もうできないと諦めた**んです.人の命に関わるし,やるべきではないと….（30代,男性）
- ケーキ作りをしています.以前はオーナーを目指していましたが,病気になったので**夢を諦めました**.（30代,男性）
- **内職**の仕事をしています.残された力をどういうふうに生かせるかなあと考えています.（50代,女性）
- 発症した頃は前の仕事に戻りたいとこだわっていました.僕があまりにしつこいので,ハローワークの方から,**もう仕事は紹介できない**と言われました.（30代,男性）
- 50代になって体力的にきつくて,うつのときには疲れやすく,若いときはまだよかったんですが…**身体を使う仕事は限界**かなと思っています.（50代,男性）
- 看護師をしてますが,週に2日がやっとです.ミスが事故につながるのが怖いので施設で働いています.（50代,女性）
- 住み込みで旅館の調理の仕事をしています.食事の合間に2時間ずつ休みをもらって,何とか続けています.（50代,男性）

表 1-3-7　カミングアウト

- **カミングアウトできません**.言える雰囲気ではないです.（20代,女性）
- 双極性障害という病気になって10年ほど経ちます.その間,いくつかの仕事に就きましたが,いつも**病気のことは隠して就職**してきました.（50代,男性）
- 再就職の場合は,うつ病でも100％採用されないですよ.双極性障害だなんてとても**口にできない**です.最近,義務化されているみたいですが,もっと障害者雇用の目標数字を上げてほしいです.（40代,男性）
- 軽躁状態のときに入社面接を受けるとはきはきしているのが自分でもわかります.そういうときには病気のことを**面接でカミングアウトしてしまいます**が,それで落とされたことはないです.（40代,女性）
- カミングアウトできるというのはすごく魅力的ですね.職場どころか友人にも言えません.たまりにたまったものをどこに持っていけばいいかわからない.以前は,教会に行って懺悔のようにカミングアウトしたり…でも,それはそれで**すごく救われました**.（40代,女性）
- 産業カウンセラーとか産業医の先生は裏で上司とつながっていると思うので**何も言えない**.しっかりしているように思われないとと思ってしまうので,実際よりよく言ったりしてしまいます.（40代,女性）
- 周りはわかってくれているというが本当はわかっていないだろうというのが,わかるんです.躁うつっていうのが,**理解されていない**ということは,病名を言うだけで顔の表情が変わるのでわかるんです.（20代,男性）
- これまでの経験で,双極性障害という病名をみんなが知らないので,**言ったらどうなるかという不安が強い**です.（30代,男性）
- 私の職場は競争が激しいんです.ただでさえ,できませんとは言いにくい雰囲気の中で,**自分の弱さをさらけ出すことなどできません**.（30代,男性）
- 個人的には**職場に双極性障害であることを伝えておくのはマナー**だと思っています.症状が出たときに,嫌な思いをさせてしまったり迷惑をかけてしまったりする可能性があるからです.そんなとき,周りの人たちが,「ああ,双極性障害だから仕方ない」と思ってくれれば,傷つかなかったりフォローしてくれたりしてくれると思うからです.私自身も,以前,新しく入ってきた事務員のミスの多さや覚えの悪さを大変ストレスに感じたことがありましたが,後で片耳の聴力がないことがわかり,それ以降ストレスを感じなくなったことがあります.（30代,女性）

ていく必要があることを当事者の声は教えてくれています.

　職場のどんなことがストレスになっているのかについての当事者の声を表 1-3-8 にまとめてみました.キーワードとしては,きつい言葉,新しい仕事,申し送り,ホウレンソウ（報告,

表 1-3-8 ストレスに関して

- きつい言葉，強い口調がものすごく刺さるときがあります．（20 代，女性）
- 仕事を覚えるまでにストレスがあります．仕事がコロコロ変わるので，仕事をそのたびに覚えないといけない．だけどいつも最初でつまずいてしまう．（30 代男性）
- **期限を決められる**と，すごく気になりストレスになります．（30 代，女性）
- 「ほうれんそう」と言われますが，**報告と連絡がすごくストレス**です．特にせかされるとつらいです．（30 代，男性）
- 自分ではやったつもりのことをやっていないと言われるとすごく困惑します．そう言われると何をしたのか自分で覚えていないんです．**仕事が抜けていないかどうか心配**で，いつもびくびくしています．（40 代，女性）
- 会議とかあると，**きつい質問されるのではないかと心配**で，体調がいいといいんですが，頭が回らないとしどろもどろになって後で呼び出されるんです．（40 代，女性）
- オートクチュールで働いていたとき．高価な洋服なのに，店長はサイズが合ってなくてもぴったりですなどと**うそを言って**買わせていました．私は正直にサイズがないと言ってしまうので，**あんたは融通が利かない**と叱られていました．（20 代，女性）
- 具合が悪くて**仕事を休むのもストレス**．職場への後ろめたさが半端ではない．むしろ這ってでも仕事に行ったほうが気は楽です．（40 代，女性）
- 周りが自分を避けているのがわかります．職場で一人ぼっちで時間を持て余していると悪いことばかり考えてしまい，辞めてしまったほうが楽かなあと思っています．（20 代，男性）
- 私くらいの年になると昔のほうが仕事しやすかったと思う．今の風潮は，仕事に**個人の自由度がない**のでストレスが多いと思います．（50 代，男性）
- 日本の社会そのものが，正社員なくしましょうみたいになっていますし，仕事がどんどん増えてきています．社会全体に余裕がなくなってきている気がします．（60 代，男性）
- 休まれたら困るという事情もわかりますが，軽い仕事をさせてもらうこと自体が心に重くのしかかることがあるんです．自分としては**一定の責任ある仕事を任せられた**ほうがやる気が出るんですが…．（40 代，男性）
- 昔は，仕事第一で身体のことなど気にしていませんでした．でも病気になった今は逆に**身体のことを常に気をつけなければならない**．（30 代，男性）

表 1-3-9 悪くなるきっかけ

- **怒られたとき**に今まで怒られた記憶がワーッと出てくる．死にたくなります．（30 代，男性）
- 仕事の**失敗**がきっかけです．（30 代，男性）
- 仕事場で**要求されることが増える**のが恐怖です．（30 代，女性）
- **人間関係**で病状が悪くなります．（40 代，女性）
- 人事異動，特に**上司が変わる**ことがきついです．慣れてきたと思うとまた初めからかと思うと気が重いです．特にいい人がいなくなるときはとても不安になります．（40 代，男性）
- **人事異動と決算**が重なるのが一番こたえます．大体同じ時期なんですが（笑）．（50 代，男性）
- 午後になると身体がきつくなってきます．（40 代，女性）

連絡，相談），期限，人前に出ること，会議，うそを言わされること，理不尽な要求，疲れがたまること，張り合いのない仕事，などでしょうか．しかし，これらは万人に共通しているストレスでもあります．つまり当事者のストレスに向き合うということは，万人が働きやすい事業所の文化を作り上げていくことにもつながると思われます．

悪くなるきっかけ（表 1-3-9）はストレスと共通点が多いですが，叱咤，失敗，過剰な期待，仕事量が増えること，予定，人間関係，人事異動（特に上司），決算，朝・夕方なども挙げられます．

表 1-3-10　失敗談に関して

- 躁になると誰も求めていない資料を作ってしまったりする．企画ものを手掛けてしまって，突然放り出したりしてしまう．（50代，男性）
- 躁状態のときもうつ状態のときも自分で**仕事を止められない**．それでどんどん悪くなります．（40代，男性）
- 上司に言われたことでパーンとはじけてしまったことがあります．躁だったのかもしれません．（30代，女性）
- 私はどんな立場の人間にも**細かいことを指摘しないと気が済まない**性格で，病気とわかる前は，我慢できず言ってしまうこともありました．（40代，男性）
- 躁のときにどんどん約束を入れて，一気にうつになって**全部放りっぱなし**にしてしまいました．（20代，女性）
- 私は2時間の間に100%集中してしまうんです．他の人からするとすごく早くやっていると言われるんだけれど，そのときは自分ではわからない…．それで2時間経つとぐったりしてしまうんです．（40代，女性）
- カミングアウトして引かれました．気まずい思いだけが残りました．（30代，男性）
- 私は，すぐ疲れてしまうのです．どうも**必要以上にエネルギーを使っている**ようですが，それを調節することができません．（30代，女性）
- 職場のみんなに申し訳ないと思っているうちに**休みたいという電話もできず**，結局さらにまずいことになってしまうというパターンです．（40代，女性）

　当事者の文化を受け入れるということは，失敗（表1-3-10）も受け止めるということでしょう．躁状態のときには，周囲に迷惑な行為がなされますが，当事者は躁状態の最中には，それが異常な行動だとは思わず，躁状態が軽快した後に異常な行動であったことに気がつきます．逆にうつ状態のときにはうつ状態であることを理解しています．しかし，うつ状態のつらさゆえにわかっていても失敗してしまいます．

　当事者が工夫している自己防衛策を表1-3-11にまとめてみました．仕事を選ぶこと，体調や精神症状に合わせて仕事内容を変えること，時間帯や季節に合わせること，ストレスになることを避けること，それと自分自身をわかってもらうための方策などが語られています．この中に事業所ができる方策のヒントが隠されていると思われます．

　表1-3-12に当事者が事業所に望む姿が語られています．仕事をする時間や時間帯，ペース配分や仕事内容などの物理的なものだけではなく，人間関係の話も多く，総じて愛情ある職場が理想といえそうです．当事者にとって，最も重要なのは，自分が役に立っているという実感ではないでしょうか．表の最後の50代の男性は，上司に恵まれていると思われます．また，努力した人には昇進などの見返りもあってよいと思います．パラリンピック選手とオリンピック選手に同じメダルが授与されるように記録ではなく個人の努力を評価する物差しを持てないでしょうか．非当事者の中にも，業績だけを重視する上司より，障害を乗り越えて頑張ってきた人の下で働きたいと思う人もいるのではないでしょうか．事業所の中に，より幅の広い評価体制が作られればと願います．

表 1-3-11　自衛策

- 好きな仕事を選ぶようにしています．（40代，女性）
- 職業カウンセラーに向いている仕事を探してもらいました．（40代，男性）
- 朝は具合が悪いので，朝テンションを整えるための仕事をするようにしています．（30代，女性）
- 自分の気分の良い時間帯にできる仕事を探すようにしています．（50代，女性）
- 今働いていますが，精神的にも体力的にも余裕を持つようにしています．（50代，女性）
- 仕事が自分のキャパシティを超えているときはちゃんと知らせて，休みたいと言っています．（30代，女性）
- 人がたくさんいるところで仕事をすることを諦めているんです．今は週に1日だけ，冊子を配る仕事をしているけれど，自分一人でできるので，それがいいのかなあと思っています．（50代，女性）
- 調子の悪いときは，なるべく単純な作業をしています．（40代，男性）
- うつのときには時間のかかる仕事はやめて，短時間でできる仕事にしています．（30代，男性）
- 日記を書くようにして睡眠時間が短くなっているとか悪いときのサインを見つけるようにしています．あれこれやっているなあと思ったら薬を多く飲むとかしています．（40代，男性）
- ゆるキャラのパスケースをこっそり持ち歩き，電車・バスの乗り降りで見てテンションを上げています．（30代，女性）
- できるだけ明るい色の服を着るようにし，雨の日は特に気分が落ち込みやすいので，明るい色の傘を持つようにしています．（30代，女性）
- 職場の付き合いは，ストレスになるので，避けています．（30代，女性）
- 日曜午後は予定を入れず昼寝をすることにしています．夜寝ているべき時間に目が覚めたら528Hzの音楽等眠れる音楽をスマホで流し極力眠る努力をすること，眠れなくても病気のせいなので仕方がないと思うこと，など気をつけています．（30代，女性）
- 私は言いたいことをがまんできない性格です．しかし，病気とわかってからは「病気のせい病気のせい」と思って，言いたいこともいったん家に持ち帰るようにしています．（30代，女性）
- 何か行動する前に，必ず夫に相談するようにしています．相談する段階になると，自分の中でも整理でき，正しい答えを出すことができています．（30代，女性）
- 家族から職場に報告してもらい，スタッフ全員に状況を知ってもらうようにしています．（30代，女性）
- 復帰前にはあいさつに行くようにしています．（30代，女性）
- ノーチラス会の本の自分に当てはまる部分に付箋をし，表紙に「○○（自分の名前）の取扱説明書，よろしくお願いします」と書いた紙を貼って職場に置いてもらっています．（30代，女性）
- いつも一緒に働く人と2人きりで話し合い，自分が双極性障害という病気であることや，こういうことで迷惑をかけるかもしれないということを前もって話してあります．（30代，女性）
- イライラしたときは「病気のせい病気のせい」と言い聞かせています．自分でもイライラするのが病気なのか性格なのか区別がつかないときがありますが，都合の悪いことは全部病気のせいにしています（笑）．結果がよければ原因にはこだわらないほうがよいということを学びました．（30代，女性）
- 休んだほうがよいか仕事に行ったほうがよいかをパートナーに相談しています．自分の判断より的確な助言をしてくれる気がします．それにしたがって職場にメールするようにしています．（30代，女性）
- うつや，不安などが軽いうちは仕事をしながら「病気のせい病気のせい」「大丈夫大丈夫」と心の中で呪文のように唱えたり，周りに気がつかれないように片手でもう片手を押さえたり，自分の手で腕を抱えるようにしたりして対応しています．（30代，女性）

　双極性障害の当事者は，症状や経過の個人差が大きく，ひとくくりにはできません．多様性を持つ当事者の集団ですが，彼らの文化の中には学ぶべきものがたくさんあります．双極性障害の当事者が長く働くことができる職場は，誰にとっても働きやすい職場なのではないでしょうか．たとえ給料が安くても，そのような職場を求める人も少なくないと思います．そのような心が豊かになる職場が増えることを望みます．

表 1-3-12　こういう事業所があってほしい

- 仕事の分担，負担を確認してもらえる会社があるといいですね．（50代，男性）
- 体調悪くても，それを**気兼ねなく言える**ような会社がいい．（20代，男性）
- 双極性障害という病気を理解してくれ，自然と自分が**双極性障害ですと言いやすい**職場が理想です．（30代，男性）
- **偏見を持たずに受け入れて**もらえるといいなあと思います．（40代，男性）
- うつと躁で，できることが違うので，**仕事の内容の一覧を作ってもらって**，たとえば躁のときには人とのかかわりは危険なので事務仕事をやるとか，自分の状態によって仕事を自分でピックアップしてやれるといいなあと思う．病状が不安定なので，同じ仕事をずっと続けるのはきついです．（30代，男性）
- 1日の中にも波があるので，いいときに仕事を集中させたりとか**自分のペースで働かせてくれたり**するとうれしいです．（20代，男性）
- 時間ごとに区切るのではなく，今日中にこれをやってというほうが働きやすいです．（30代，男性）
- 1年のうちでも調子のいい時期とそうでない時期があるので，**自分の病状に合わせて仕事を分散**できるといいなと思います．（50代，女性）
- 調子悪い朝には，**出社時間をずらしてもらえる**といいなあと思う．そのほうが，感情を落ち着かせてから仕事に行かれる．（40代，男性）
- ゆっくりゆっくり**自分のペースで仕事を覚えるように配慮**してもらうと，迷惑でしょうけれど，続けられると思います．（20代，男性）
- 人との協調作業にすごいエネルギーがいります．一人で仕事したいんですね．**自分のペースで**．そこの所をわかってもらえる会社がいいです．（40代，女性）
- うつの症状がひどいときは，常に自分を責めたり常に極度の恐怖と不安を感じたりで，生きていること自体が大変なのですが，そういうときに人肌以上の温度を感じる言葉を投げかけられると，一瞬だけでも「生きていていいのかな」と思うことができます．何気ない言葉でも，少しでも相手のことを考えて出た言葉って良いなと思います．そういう**言葉をかけてもらえる**職場があったらと思います．（30代，女性）
- **きつい言葉を言われない**職場がいいです．（30代，男性）
- リーダーがとげとげしていない所が理想です．（40代，男性）
- ある人に「生きているのがつらい」「薬の助けを借りるのは違う気がする」というようなことを言ったら「なんで～．別に薬の助け借りたっていいじゃーん」ってあっけらかんと言われ，肩の荷が下りた気がしました．そんな風に，「なんで～，たまに休んだっていいじゃーん」みたいに**双極性障害を軽く扱ってくれる**人たちと働きたいです．（30代，女性）
- 職場で雇われ感がすごい強い人がいるんです．その人に，復職前に仕事に戻るのが怖いし自信がないというようなことを言ったら，「今までやってたんでしょ？別に最低限やることやってれば良いんじゃない？」と言われて気が楽になりました．確かにその人は昼行燈みたいな人ですから（笑）．でも，そういう人が職場にいるとすごく気が楽です．（30代，女性）
- 上司はメンタルヘルスの講習を定期的に受け定期的に声をかけてくれるので助かります．ただ，昇給や昇進とは縁のない世界にいるのは仕方ないと思っています．（50代，男性）

● 参考文献 ●

1) 中西正司，上野千鶴子：当事者主権．岩波書店，2003．

第2章
職場での対応
──こうすれば支援できる

1 職場での対応

A. 双極性障害の職場への影響

　近年，気分障害の考え方に変化が起きており，従来「うつ病」と考えられていた部分の36％はじつは双極性障害（双極性スペクトラムを含む）であるともいわれています[1]．したがって，こうした「隠れ躁うつ病」の早期発見は，疾患予後を良好にするためにきわめて重要です．

　一般に，双極性障害（特に過去の躁病エピソード）は医師の診察だけでは見落とされやすいので，双極性障害が背景と思われる職場での問題事例を本人から丹念に聴取したり，職場からそうした情報を入手したりして連携を密に取ることは，診断や治療方針の決定のためにきわめて重要です．

　患者調査によれば[2]，気分障害の患者数は年々増加傾向にあり，最新の2014年報告では，その患者数は111.6万人に及びます（図2-1-1）．

　世界精神保健日本調査（WMHJ）[3]によれば，双極性Ⅱ型障害（労働者）の12ヵ月有病率は，0.4％に及び，調査が行われた2000年当時の日本の人口が1億2692万5千843人

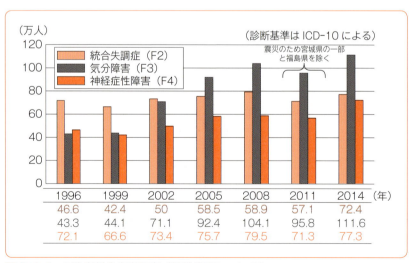

図2-1-1　厚生労働省患者調査（精神疾患について）

［文献2）より引用］

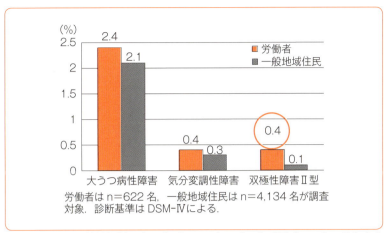

図 2-1-2 世界精神保健日本調査（WMHJ）による気分障害の 12 ヵ月有病率

［文献3）より引用］

（総務省統計局　国勢調査　2000 年）であるとすれば，双極性Ⅱ型障害をもつ労働者数は約 50 万 7 千人にも及ぶと推定されます（図 2-1-2）．

　職場でよく観察される事例としては，うつ病相のときは「勤怠の悪化」「集中力，注意力の低下のため成果物の質が低下したり，期限に間に合わなかったりする」「口数が減り，応答が鈍い」「集団との交流を回避するようになる」などがみられ，一方で，躁病相のときは，「多弁で大声となる」「一見，元気で過活動だが，成果物の質が低い」「落ち着きがなく離席が多い」「口論や対人トラブルが多くなる」などがみられます．

　次に，双極性障害の患者にありがちな事例をいくつか紹介します．

事例紹介①

双極性障害の患者にありがちな事例

A さん（30 代の男性，SE 職）

　いつもは律儀で真面目で，勤務に支障をきたすことはなかったが，異動後数ヵ月してから，急に多弁で怒りっぽくなり，同じ話を繰り返し熱弁するようになり（内容は支離滅裂で周囲は理解不能），また，夜中にメールで複数の同僚に誹謗・中傷を繰り返し，社内で問題となった．

B さん（40 代の男性，営業職）

　管理者への昇進をきっかけに仕事のプレッシャーや過労によりうつ状態となり，保健師に勧められ近医精神科へ通院開始し，同時に休職．うつ病の診断で加療していたが，数週間を過ぎた頃

より突然睡眠欲求が低下し，昼夜を問わず活発に行動．休職中にもかかわらず，「新商品のアイデアが浮かんだ」「今から取引先と交渉に行ってくる」など上司，同僚に電話をかけ，社内が騒然となった．

Cさん（20代の男性，人事労務担当）

入社1年目だが，活発でやる気をみせて，当初社内では評判がよかった．年度末に上司との評価面談の際，自らの評価の低さに激怒し，翌週に100ページにも及ぶレポートを作成して提出した．いかに自分が優秀かをアピールする意図のようだったが，膨大なレポート量に反して，中身はエッセイのような内容で「今後の会社のあるべき姿」「いかに自分がこの会社にとって必要なのか」などを力説するも，あまりにも非現実的で的外れなため，部課長会議で問題となった．その後，突然，給与が手取り25万円にもかかわらず，「家賃50万円の高級タワーマンションに引っ越したので，住所変更したい」と申し出た．

Dさん（40代の女性，接客業）

物腰が柔らかく社内でも評判で，仕事上，お客様に接して，ときに苦情対応をすることも多かった．出張の際に，突然，滞在先のホテルに「従業員の態度がなっていない」「室内のインテリアが無礼だ」「窓ガラスが汚れている」などとクレームを言い，「支配人を呼んで来い」と命じ，フロントで4時間不平不満を言い続け，警備員が駆けつけても文句を言い続けた．ホテル側が本人の会社へ電話連絡し，社内で問題化．出社時，今度は上司，同僚に声高に文句を言い続けて暴れ，警察官に取り押さえられた．結局，懲戒解雇となった．

Eさん（40代の男性，マスコミ関係）

不眠不休で働く毎日．仕事ぶりに問題はなかったが，ある頃より離席が多くなり，仕事上のミスも多くなった．上司が面接をしたところ，「急な思い付きでポルシェを購入してカードローンで多額の借金をしている」「借金返済のため金融会社からの電話に追われて，仕事どころではなかった」と供述した．

B. ストレスチェックの実施にあたって

2015（平成27）年，改正労働安全衛生法に基づくストレスチェック制度が施行され，労働者が50名以上いる事業所では，同年12月から，毎年1回ストレスチェック（職業性ストレス簡易調査票質問紙を推奨）をすべての労働者に対して実施することが義務付けられました（図2-1-3〜7）[4]．

この制度はあくまでも労働者自身が自分のストレス状況に気づき，希望があれば産業医などの医師に相談を求めることができるというものです（図2-1-8）．

うつ状態にある労働者の場合，「仕事の量が多い」「活気がない」「憂うつだ」「疲れやすい」

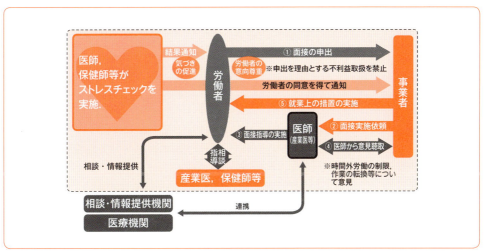

図2-1-3 ストレスチェック制度の流れ

[文献4）より引用]

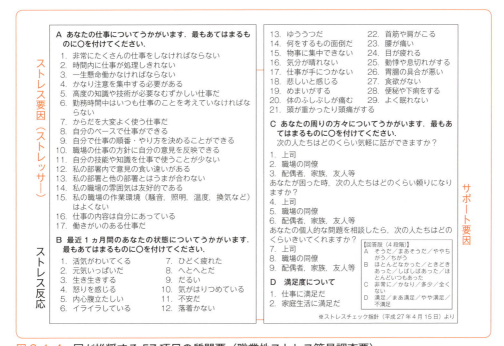

図2-1-4 国が推奨する57項目の質問票（職業性ストレス簡易調査票）

[文献4）より改変引用]

などの項目の高得点をもって自らの不調に気づき，医師の面談へとつながり適切な対応が取られるかもしれません．一方，筆者の産業医経験からは，躁状態にあると思われる労働者の場合では，「仕事の量」「仕事の質」に関する項目のストレス点が高くても，「活気」があったり，「役

質問票のイメージ

	そうだ	まあそうだ	ややちがう	ちがう
あなたの仕事についてうかがいます．最も あてはまるものに○を付けてください．				
1．非常にたくさんの仕事をしなければならない	1	2	3	4
2．時間内に仕事が処理しきれない	1	2	3	4
⋮				
最近１ヵ月間のあなたの状態についてうかがいます．最もあてはまるものに○を付けてください．				
1．活気がわいてくる	1	2	3	4
2．元気がいっぱいだ	1	2	3	4
⋮				
あなたの周りの方々についてうかがいます．最もあてはまるものに○を付けてください．				
次の人たちはどのくらい気軽に話ができますか？				
1．上司	1	2	3	4
2．職場の同僚	1	2	3	4
⋮				

図 2-1-5　職業性ストレス簡易調査票

［文献 4）より改変引用］

＜評価結果（点数）について＞

項　目	評価点（合計）
ストレスの要因に関する項目	○○点
心身のストレス反応に関する項目	○○点
周囲のサポートに関する項目	○○点
合　計	○○点

＜あなたのストレスの程度について＞

あなたはストレスが高い状態です（高ストレス者に該当します）．

セルフケアのためのアドバイス
……………………………………………………
……………………………………………………
……………………………………………………

＜面接指導の要否について＞

医師の面接指導を受けていただくことをおすすめします．
以下の申出窓口にご連絡ください．
○○○○（メール：****@****　電話：****－****）
※面接指導を申し出た場合は，ストレスチェック結果は会社側に提供されます．また，面接指導の結果，必要に応じて就業上の措置が講じられることになります．
※医師の面接指導ではなく，相談をご希望の方は，下記までご連絡下さい．
○○○○（メール：****@****　電話：****－****）

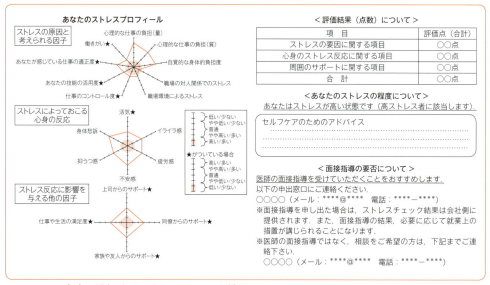

図 2-1-6　本人に通知するストレスチェック結果のイメージ

［文献 4）より引用］

割満足」や「業務適正」などの項目はむしろ満たされていたりして，高ストレス該当者として現れない傾向があり，また，不調の自覚もない（当然，病識もない）ため，この制度を通じて医師の面談につながる可能性が低いのではないかと懸念しています．

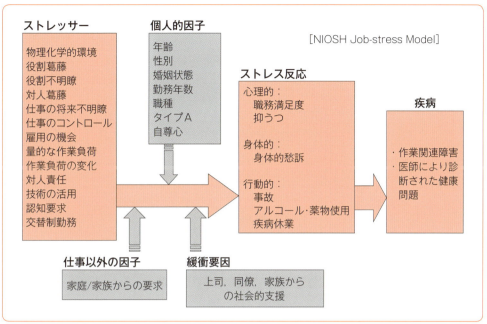

図 2-1-7 結果をどのようにしてみるか（ストレスから疾病に至る過程）

[文献4）より引用]

C. 社会保険労務士，産業保健スタッフの役割

　労働者に双極性障害の疑いがあるとき，職場ではどのような対応を行うべきでしょうか．診察場面での精神科臨床医は，患者の訴えから躁病エピソードの症状，すなわち「自尊心の肥大」「睡眠欲求の減少」「多弁」「観念奔逸」「注意散漫」「目的志向性活動の増加」「快楽的活動への熱中」などを確認して診断をつけ，治療方針を考えます．これはいわば，「疾病性」としての扱いです．しかし，職場の上司や同僚は，ある労働者にいつもと違う不適切な言動がみられたとしても，診断をつけて治療をするわけではありません．さらにいえば，「病気に違いないから」「○○病じゃないか」などと「疾病性」として扱うべきではないでしょう．職場での対応は，いつもと違う不適切な言動を観察した上で，「事例性」として扱うべきです（図 2-1-9）．特に，上司は職場のメンタルヘルス指針にある「ラインケア」[5,6]を行い，適切に産業医，保健師，ときに社労士などの専門家へつなげるべきでしょう[7]（図 2-1-10）．

　メンタルヘルスの訓練を受けた産業医や保健師であれば，当該労働者の職場での不適切な言動を観察し，双極性障害の見立てをつけることは可能でしょう．しかし，産業保健スタッフは治療者としての役割を担う立場にはないし，かつ担うべきではありません．あくまでも，うつ病エピソード，または躁病エピソードと思われる事例を情報提供書として精神科臨床医に伝え，

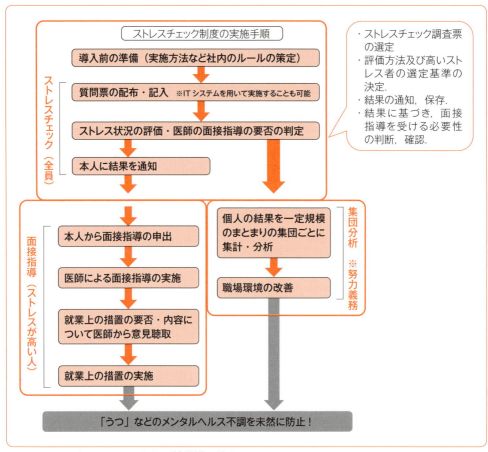

図 2-1-8　ストレスチェックと面接指導の流れ

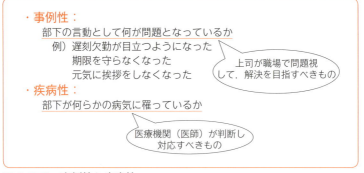

図 2-1-9　事例性と疾病性

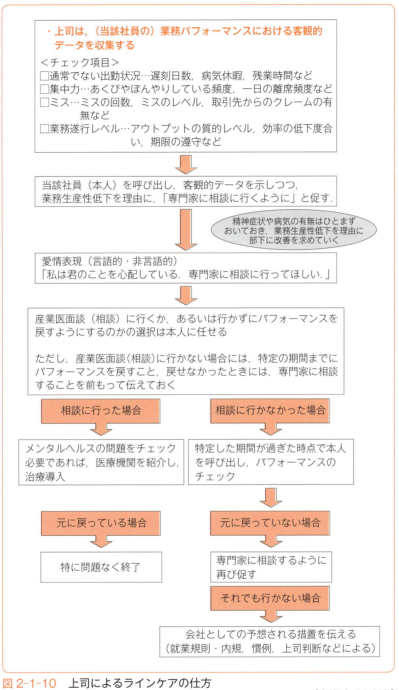

図 2-1-10　上司によるラインケアの仕方

［文献 7）より引用］

主治医の適切な診断と治療方針を補助することが重要です．また，治療が開始された後も，経過中（たとえば，休職中や復職後なども含めて）に起きた職場絡みの問題行動を常に主治医と共有し，適切に労働者を支援する役割を担う必要があります．冒頭でも述べたように，主治医が診察場面だけで得られる患者情報には限りがあるため，産業保健スタッフからの客観的な情報はきわめて重要で有益です．そして，主治医と産業保健スタッフとの間で「双極性障害」の診断が共有できれば，随時，上司，同僚からの情報をもとに産業保健スタッフが当該労働者と面接を行い，双極性障害の疾病教育や就業指導を実施して主治医との連携のもとに援助を続けていくことができます．

● 参考文献 ●
1) ストール SM：精神科薬理学エセンシャルズ（仙波純一，他訳）．メディカル・サイエンス・インターナショナル 2010．
2) 厚生労働省：患者調査．2014 年報告書．
3) 川上憲人：こころの健康についての疫学調査に関する研究総括研究報告書．平成 18 年度厚生労働科学研究費補助金（こころの健康科学研究事業）．
4) 厚生労働省：厚生労働省版ストレスチェック実施プログラム，2016．
5) 厚生労働省：事業場における労働者の心の健康づくりのための指針（平成 12 年 8 月 9 日付け基発）．
6) 厚生労働省：労働者の心の健康の保持増進のための指針（労働安全衛生法第 70 条の 2 第 1 項の規定に基づき平成 18 年 3 月 31 日　健康保持増進のための指針公示第 3 号）．
7) 小林由佳，近藤恭子，島津明人：職場におけるメンタルヘルスのスペシャリスト BOOK，川上憲人，堤明純，監．培風館，2007．

2 家族とのかかわりかた

　働く双極性障害の患者さんの再発を防ぎ，患者さんが生き生きと働くためには，患者さんを支える家族とのかかわりが重要です．家族とかかわりを持つことにより，患者さんの状態，日常生活の様子や変化について，客観的な情報を得ることができます．患者さんを支える家族が疲れてしまうと，患者さんの経過にもよくない影響があります．働く患者さんを支えるためには，患者さんを支える家族と協力すること，家族を孤立させないこと，家族が利用できる具体的なサポート資源を紹介することが役立ちます．

A. 家族を支援することの重要性

　双極性障害の患者さんの治療においては，少なくとも一度は家族に診察に同行するよう依頼し，家族と電話や手紙を利用して連絡を取り，必要が生じたときに家族からの連絡や相談を受けられる関係を大切にします．

　同じように職場が働く双極性障害の患者さんを支える場合も，可能であれば家族と会い，家族から情報収集をしておくとよいでしょう．理由を次の1から3に述べます．

1 患者の症状や生活について客観的な情報が得られる

　症状が悪化し，生活リズムが乱れてしまったり，仕事に集中できなくなったり，気分が不安定になってしまったりしても，そのことを正直に報告する患者さんばかりではありません．調子が悪くてもそのことを隠し，上司などに「変わりはないか？」と尋ねられても「特に変わりありません」と報告し続けたのち，ある日突然仕事に出られなくなってしまうことがあります．

　特に軽躁状態の場合，患者さん本人は「いつもより調子がよい」と感じることが多く，患者さんだけを情報源にしていると対応が遅れてしまいます．

　同居する家族は，患者さんの取り繕っていない，ありのままの日常生活を身近に見ています．そのため家族から情報を得ることができれば，患者さんの症状や生活リズムの変化を客観的に把握することができます．たとえば軽躁状態になると「普段よりも口数が多くなる」「いつもより早口で話す」「声が大きくなる」「金遣いが荒くなる」「イライラしやすい」「暴言を吐く」「深夜まで寝ずに何かをやっている」などの行動の変化が起こり，家族はこうした変化に気づきます．

さらに双極性障害に合併することが多いアルコール依存症やギャンブル依存症などの問題について，患者さんは自分からはあまり話しません．しかしこれらの問題で，人知れず悩んでいる家族は多くいます．家族とよい信頼関係を築くことができれば，アルコール依存症やギャンブル依存症などの問題をより正確に知ることができます．

患者さんが気づきにくい，または，報告したがらない大切な症状や行動の変化を早い段階で捉えるためには，家族からの情報が役立ちます．職場で働く双極性障害の患者さんが，「家族と主治医が会ったことがない」と話していたら，「ご家族も忙しいかもしれないけれど，一度，家族と一緒に受診してみてはいかがでしょう」と勧めてみるのもよいと思います．

2　家族の協力を得る

働く双極性障害の患者さんを最も身近にサポートしているのが同居する家族です．患者さんを支える家族環境がどのような状況なのか把握できると，きめ細かい対応ができます．

起床時の声かけ，早めの就寝を促す，患者さんの状態に応じて無理のない範囲で散歩や外出を促すなど，生活リズムを整えて活動性を上げるために家族が協力してくれれば，患者さんにとって，とても有益です．

患者さんが「家族が協力的ではない」「家族が病気について理解してくれない」と訴えることもあります．そういった場合にも「ひどい家族だ，そんな家族とは離れたほうがよい」と決めつけることは避けましょう．患者さんが語る家族のイメージと，実際に家族に会って得られる情報が異なることは珍しくありません．

しかし患者さんが家族についての不満を述べているときは，患者さんと家族がうまくいっていないことには間違いありません．このような場合は「主治医やカウンセラーに家族に会ってもらい，病気について説明してもらってはどうですか」と勧めてみるのがよいでしょう．精神科医やカウンセラーが患者さんと家族に実際に会って，両者の関係を観察すれば，患者さんと家族の関係に何が起こっているのか，家族は何に困っているのかを把握することができます．

家族によっては，患者さんが訴えているとおり，双極性障害についての知識が乏しいために，抑うつ状態の患者さんを「怠けている」と責めてしまったり，「気持ちの問題だ」といって激励してしまったりして，患者さんを追い詰めてしまっている場合もあります．こういう場合でも，精神科医やカウンセラーは，家族が患者さんの状態をより適切に理解できるように支援できます．

3　家族へのサポート体制を整える

経済的・時間的・体力的な余裕がない，患者さんの症状への対応で疲弊しきっているなどの事情で，患者さんを支える余力がない家族もいます．時には，家族自身，受診が必要なうつ状態になっていることもあります．家族が抱える負担が大きくなり過ぎると，患者さんに対して否定的な感情が強くなり，批判的な言動が増えてしまいます．家族の批判的なコメントは，患

者さんの症状改善を阻害し，再発率を高めます．

　負担が大きく，余裕のなさから患者さんに批判的になってしまっている家族に対しては，家族が患者さんをサポートできるように支援する体制を整えていくことが大切です．

B. 双極性障害の患者を支える家族の困難を理解する

　双極性障害の患者さんと同居する家族の困難を理解するために，2つの事例をご紹介します．ここでは双極性障害の患者のパートナーからの目線としています．

事例紹介②

タダシ（38歳の男性，会社員）とパートナーのハナコ（35歳の女性，専業主婦）
：もともとエネルギッシュな性格だったが，過労を経てうつ病と診断され，抗うつ薬による治療を始めてから様子が変わってしまった事例

　ハナコは6年前，29歳のときに知人の紹介で知り合った3歳年上のタダシと1年間の交際を経て結婚しました．現在，タダシと4歳の息子との3人暮らしです．

　タダシは勤務している企業では，「仕事ができる」と上司や同僚からも一目置かれる存在でした．タダシは平日は早朝から深夜まで働き，休日は釣りや山登りにでかける**エネルギッシュな男性**で，ハナコはそんなタダシを頼もしいと思っていました．

　5年後，タダシは新しいプロジェクトが行われる部署に異動になりました．上司の期待に応え，また同僚に遅れをとらないよう，タダシはこれまで以上に働きはじめました．朝は6時前に出勤し，帰宅するのは午前2時過ぎ．睡眠時間は3時間程度で，休日もほとんどありません．そのような状態が半年ほど続いた後，タダシは「疲れているはずなのに寝つけない」「寝ても疲れが取れない」と言うようになり，食欲がなくなり，体重は10キロも落ちてしまいました．ただごとではないと思ったハナコが，「仕事を休みたくない」と乗り気でないタダシを病院に連れて行ったところ，**「うつ病」と診断され，抗うつ薬による治療が始まりました**．

　抗うつ薬の治療が始まって3ヵ月経った頃から，ハナコはタダシの様子が変わったことに気づきました．抗うつ薬を服用するためにアルコールを控え，主治医の指示に従って，残業時間を減らしていたはずなのに，飲酒して日付が変わる頃に帰宅するようになったのです．また帰宅後も自室にこもってPC作業をしており，あまり寝ている様子がありません．ある日，タダシが会社に行っている間にハナコがPCをのぞいてみたところ起業の準備をしていることがわかりました．

　驚いたハナコが帰宅したタダシに「会社を辞めるの？　起業するの？　そんな大事なことをなぜ妻である私に相談してくれないの？」と尋ねたところ，「お前に仕事の何がわかる」「俺の人生なんだから俺の好きにさせろ」「今の会社で飼い殺しにされたままでいろというのか」と激昂したため，ハナコは**こわくて何も言えなくなってしまいました**．

　またタダシは毎週末に家族旅行を計画するようになりました．朝5時に車で出発して，帰宅す

るのは夜になるため，ハナコも子どもも疲れ果ててしまいました．「今の車じゃ山道が不安だな」と言って，ハナコに相談せずに 400 万円の 4WD 車を購入してしまいました．結婚前は決断力があって頼もしいと思っていたタダシの行動力も，今は**強引で一方的だと感じる**ようになりました．

ハナコは「実家の親には心配をかけたくない」と考え，タダシの病気のことを両親に話していません．またタダシから固く口止めされているので，タダシの両親にも相談することができません．ハナコは誰にも相談できず，「こんなに散財して，家計は大丈夫だろうか」「会社を辞めて起業してうまくいくのだろうか」と**不安な日々を過ごしています**．ときどき「離婚しようか」と考えることもありますが，タダシを支えてあげたいという思いや，4 歳の子どもの今後を考えると専業主婦のハナコが一人で子どもを育てていくのは経済的に厳しいという不安があり，離婚に踏み切ることもできずに，苦しい日々を過ごしています．

事例紹介 ③

ダイスケ（45 歳の男性，会社員）とパートナーのマユミ（45 歳の女性，会社員）
：部長の度重なる叱責によるストレスにさらされた後，うつ病となり休職するが，復職への不安が強く，パチンコで浪費するようになってしまった事例

マユミとダイスケは 45 歳，小学校 6 年生の息子と小学校 3 年生の娘がいる共働きの夫婦です．ダイスケはもともと家事や育児に協力的な男性で，マユミは職場で責任ある仕事をしながら，ダイスケと協力して家事と育児をこなし，仕事と両立していました．

そんなある日，ダイスケの部署にタナカ部長が異動してきました．タナカ部長はダイスケのことが最初からあまり気に入らなかったようです．ダイスケのことを何かにつけて「無能」とけなすようになりました．徐々にタナカ部長の言動はエスカレートし，ダイスケの仕事に逐一ダメ出しして「こんな仕事で給料をもらっているなんて，お前は給料泥棒だな」など他の社員が見ている前で叱責することもありました．

ダイスケは徐々に口数が少なくなり，朝から疲れた表情を見せるようになりました．ある月曜日の朝，マユミが子どもの登校準備をしていると，先に出勤したはずのダイスケから「今日はどうしても足が会社に向かわず，会社に行けなかった．今，駅にいる．なんだか線路に吸い寄せられてしまいそうだ」と電話がかかってきました．マユミはすぐにダイスケを迎えに行き，その足で一緒に精神科を受診しました．ダイスケは**うつ病と診断され，抗うつ薬を処方され，しばらく休職するように**，と診断書をもらいました．

休職して 1 ヵ月は，ほぼ寝たきりの状態が続きましたが，3～4 ヵ月で徐々に回復してきました．しかし「タナカ部長のことを考えると，とても会社に行く気持ちになれない，会社に向かう路線の電車に乗ろうとしただけで，心臓がドキドキして冷や汗が出て，電車に乗ることすらできない．こんな状態では復職などまだまだできそうにない」と言い，復職に向けての取り組みはできないまま，日が過ぎていきました．

休職から半年後，ダイスケは午前中ベッドの中で過ごし，昼過ぎに起きて駅前まで散歩に行くという生活を続けていました．マユミは仕事をしながら，家事，育児，そして来年中学受験を控

えた息子の塾の送り迎えをたった一人でこなしている生活に疲れ果て,「一体いつになったらダイスケは復職して,家事や育児を分担してくれるのだろう」と思うようになりました.しかし初めて病院に付き添っていった日に,ダイスケの主治医から「うつ病治療はしっかり休養をとることが大事.決して『がんばって』と励ましてはいけません」と言われていたこともあり,**黙って見守るしかありませんでした**.

　休職直後は「お父さんのお風邪,早くよくなるといいね」と言って父親を心配していた子どもたちも,最近では「なぜお父さんは仕事に行かないの?」などと聞いてくるようになりました.子どもたちにダイスケの病気のことをどう説明したらよいかという問題もマユミを悩ませていました.

　そんなある日,マユミが帰宅すると,ダイスケのクレジットカード会社から督促状が来ていることに気づきました.ダイスケに聞くと,100万円ほどキャッシングをしていること,そのお金は駅前のパチンコで使ったことがわかりました.「パチンコで遊ぶ元気があるなら,復職したら?」とマユミが責めると,ダイスケは**「お前に何がわかる」**と怒り出し,**喧嘩になってしまいました**.ダイスケはイライラしている様子で,家族のちょっとした言葉や物音に反応して怒り出すため,子どもたちも気を使うようになってしまいました.

　マユミはダイスケの現状と今後について,主治医と相談したいと思いましたが,ダイスケは一緒に受診することを断固拒否し,診察日を教えてくれません.マユミは思い切ってダイスケが通院しているクリニックに電話をかけてみました.でもクリニックの担当者は「電話で個別の患者さんについてお話することができないのです.個人情報の問題もありますので….患者さんの受診に付き添っていただければお話します」というばかりでした.マユミは途方に暮れてしまいました.

　「いつまで休職できるのだろう,こんなに長く休職していては,会社をクビになってしまうのでは」とマユミは不安になり,ダイスケの会社に電話してみました.休職中のダイスケの妻であることを伝えると,**社会保険労務士である佐藤さんにつながりました**.

　マユミは,ダイスケが現在休職中であること,復職の見通しが立たないこと,いつまで休めるのか,いつクビになってしまうかと不安であることを佐藤さんに相談しました.佐藤さんは穏やかに相づちを打ちながら話を聞いてくれたあと,「ご心配な気持ち,よくわかります.奥様も大変ですね」と言い,**会社で休職が認められている期間,復職するときの手続き,復職後十分に働けないときは障害年金が申請できることなどについて,丁寧に教えてくれました**.あと半年ほど休職できる期間があることがわかり,また,佐藤さんが穏やかな口調で,利用できる制度を教えてくれたことで,マユミは初めて自分の大変さを理解してもらえたと感じ,安心することができました.

C. 双極性障害の患者さんの家族の困りごとやストレス

　先にあげた事例は,いずれも患者さんと同居する家族に対するアンケート結果にあった,患者さんの家族がよく体験する悩みをもとに作成した架空のケースです.

家族は，患者さんの症状，経済的な不安，これまで患者さんが担ってきた役割を家族が担わなければならないことの大変さ，育児の悩み，病院との関係についての悩みなど，さまざまな困難を抱えています．

表2-2-1は，うつ病・躁うつ病で通院する患者さんと同居する家族310人を対象として2015年に実施した「患者さんとの生活の中で，困ることは何ですか？」というアンケートに対する回答をまとめたものです．患者さんの症状による影響，経済的な困難，家族の役割が増えてしまうことによる困難，育児に関する悩み，医療についての悩み，そして社会的な偏見と孤立感など，家族がさまざまな悩みを抱えていることがうかがわれます．

以下にアンケートの結果と，これまでに病院で行ってきた家族相談をもとに，双極性障害の患者さんと同居する家族が，患者さんとの生活の中で体験する困難や気持ちについて説明します．

1 精神症状による影響

同居する家族が精神科領域の病気にかかると，一緒に暮らす家族も大きな影響を受けます．双極性障害の患者さんの場合，うつ病相（抑うつ気分が目立つ時期）と躁病相（高揚した気分が目立つ時期）では異なる問題が生じます．

うつ病相のとき，患者さんは自分，自分を取り巻く人，そして将来について，現実以上にネガティブに捉えてしまいます．うつ状態の患者さんの辛い気持ちを聞き続けると，家族も気持ちが沈んでしまったり，自分が責められているように感じて辛くなってしまったり，「なぜいつもネガティブなことばかり言うのか」と怒りを感じたりします．

うつ病の症状のために，患者さんが自宅にひきこもり，家族に頼らなければ何もできなくなってしまうことも，家族の負担感を高めます．

またうつのために，自殺を考える人もいます．患者さんが「死にたい」と言うことは，家族にとって非常に辛い体験です．「目を離したら，その隙に自殺してしまうのではないか」と考え，患者さんから離れられず，気が休まらない日々を過ごします．症状がよくなったあとも，このときの辛さやわだかまりが，家族関係に影響を及ぼし続けることがあります．

躁病相では，イライラ，暴言，暴力などが家族に負担をもたらします．特に暴言や暴力は身近な家族に向けられやすく，「病気だからしかたがない」「自分さえ我慢すれば」と家族が孤立して耐えていることもあります．躁症状が現れると異性への関心が高まり配偶者やパートナーがいるにもかかわらず浮気をしたり，無謀な投資や借金をしたりすることもあります．こうした問題が起こると，家族関係に大きな亀裂が生まれ，患者さんと家族の関係が修復不可能なほどに悪化してしまうこともあります．

2 家庭内の役割が変化すること

家事，育児，家計を支えるなど，家庭内にはさまざまな役割があります．患者さんが病状の

表 2-2-1　うつ病・躁うつ病患者と同居する家族が患者さんとの生活で困ること

(回答者数＝310人)

精神症状による影響	回答例
うつ症状による行動	・「だるい」「眠い」と1日中寝ている． ・悲観的． ・**死にたいと言われること**．突然ベランダから飛び降りようとした．今でも震えが止まらない． ・黙り込んでしまって**話すこともできない**． ・「辛い，眠れない」と夜どおし助けを求められるので，私も眠れない．
躁症状による行動	・すごく危ない運転をする． ・**イライラをぶつけられる**． ・**お金を使いすぎる**．借金をする． ・何気ない一言で急に切れる．
気分の変動	・気分のコントロールが難しい． ・日によって気分が変わり，こちらの**気分の切り替えが追いつかない**．
症状への対処方法	・落ち込んでいるとき，**どんな言葉をかけていいかわからない**． ・放っておいてもいけないし，励ましてもいけない．どんな接し方をするのがよいか，すごく悩む． ・夜中に急に具合が悪くなったときに困る． ・どこまでが病気のために怒っているのか境界線がわからない． ・**気分にムラがあり，どう対処してよいかわからない**．
アルコールの問題	・**アルコールに依存**する傾向がある． ・アルコールを飲んで，警察のお世話になることがある．
経済的な困難・将来設計	
経済的な困難	・収入がなくなってしまったのが辛い．**経済的困窮**．医療費．
先行きが不透明	・いつ治るのかわからない． ・将来が不安．子どもの**将来設計**． ・ある程度まではよくなるが，あと一歩のところから治らないので，これ以上どうしたらよいかわからない．
役割の変化についての悩み	
家族の役割の増加	・落ち込んでしまうため，**こちらの悩みごとは打ち明けられない**． ・何から何までしてあげなければならないのがストレス． ・自分でできることを私に任せようとする． ・**波があるので**，家事をどの程度任せてよいかがわからない．
育児	・寝てばかりいる様子が子どもの教育上よくないと感じた． ・1日中寝ているため，子どもの友達を家に呼べなかった． ・気分の波が激しく，**子どもが困惑している**ことがある． ・**子どもに当たる**．子どもを怒鳴りつける．
医療についての悩み	
主治医との関係	・一緒に受診して，本人の状態について主治医に相談したいが，主治医から「本人の了解がなくてはダメ」と言われ，**一緒に受診できない**． ・主治医が家族の話を聞いてくれない．
治療の管理	・患者本人が通院できない．本人に治療する気がない．病院に連れて行くときに嫌がるので困る． ・薬の管理．
社会的偏見と家族の孤立	
社会的偏見	・社会的にうつというレッテルが貼られると**社会復帰が著しく困難**． ・周りからの**偏見**．
家族の孤立	・相談できる相手がいない．**あまり人に言えない**． ・自分の感情を吐き出す場がない．

〔酒井，2015〕

悪化でそれまで果たしてきた役割を果たせなくなってしまうと，家族内の他のメンバーがその役割を代わりに果たさなければならなくなります．

たとえば，一家の大黒柱であった働き盛りの患者さんが，病気のために以前のようには働けなくなると，家族の経済状況は深刻な打撃を受けます．マイホームの購入，子どもの学費，老後の資金など，家族の将来設計を見直さなければならなかったり，患者さんの収入が減った分，家族が新たに仕事を始めたり，増やしたりする必要が生じます．

また患者さんの病状が不安定であるために，コンスタントに家事や育児をこなすことができず，他の家族の家事・育児負担が増えていきます．特に夫婦やパートナーの一方が，家庭内の機能を果たせなくなった場合，他方の負担は大きくなってしまいます．

家族内の誰かが病気になることで，家族関係のバランスに変化が生じることもあります．たとえば，患者さんに「心理的な負担をかけられない」と考え，家庭内のさまざまな問題について相談できず，パートナーが一人で抱え込んでしまいます．

育児への影響に悩むパートナーもいます．患者さんの気分が不安定になり，急に怒り出したり，家族に暴言を吐いたりすることによる子どもへの影響を心配する，休職して自宅で休んでいる父親を見て「なぜうちのお父さんは昼間から寝ているの？」「僕もうちで休んでいていいの？」と尋ねる子どもへの対応に苦慮する，患者さんが自宅で療養しているために，子どもや自分の友人を家に呼べなくて困るなど，さまざまな悩みがあるようです．

3　医療に関する悩み

医療に関する悩みも多く聞かれます．自宅では寝てばかりいる，イライラして家族に当たるなど，決して調子がよいとはいえない状態なのに，外来受診時の主治医の問診には「特に変わりありません」で終わらせてしまう患者さんは少なくありません．

家族が患者さんを心配し，あるいは患者さんの行動に困り果ててしまい，主治医に相談したくても，患者さんからは「受診についてくるな」と言われ，主治医の先生からは「患者さんからの同意がなければ家族と話せません」と言われ，どうしようもない状態になってしまう，という話もよく聞きます．

患者さんに病気や治療の必要性の自覚が乏しいと，家族の負担はさらに増します．家族から見れば受診と服薬が明らかに必要なのに，また服薬しなければ状態が悪くなってしまうことは目に見えているのに，患者さんが受診や服薬を嫌がるため，どうやって受診，服薬させるかと悩む家族も多くいます．

4　社会的な偏見と家族の孤立

精神科領域の病気について，いまだに社会的な偏見があることは否定できません．患者さんや家族の中には，偏見や差別を実際に体験したり，偏見や差別をおそれるために，精神科領域の病気のことはできるだけ周囲に知られないようにしている方も多くいます．

その結果，家族は患者さんの病気のことで困っていたり，悩んでいたりしても，誰にも相談できず，必要なサポートが受けられない状況になってしまいます．時には，パートナーの親や子どもなど，近しい家族にすら相談できない場合もあります．

D. 双極性障害の患者の家族支援に役立つ社会資源

これまでに述べてきたように，双極性障害の患者さんの家族にはさまざまな困難があります．「困ったときにどこに相談してよいか，わからない」ことも，困りごとの一つになっています．

双極性障害の患者さんの家族が困ったときに相談する場所や電話相談，患者さんを支える家族の立場で支え合う家族会など，社会資源には，以下のようなものがあります．

1 医療についての相談

① 精神保健福祉センター

精神保健福祉法に基づいて，全国の都道府県に設置されている機関です．精神保健福祉相談（こころの問題や病気で困っている本人および家族からの相談）を行っています．センターによって異なりますが，医師，看護師，保健師，精神保健福祉士，臨床心理士，作業療法士などの専門職が配置されており，相談業務に当たっています．

② 保健所

市区町村に設置されている保健所でも家族の相談を受け付けています．電話，面接，訪問での相談ができます．保健師，医師，精神保健福祉士などの専門職が対応します．

③ 急に具合が悪くなったときの相談先

急に具合が悪くなったときには，まずかかりつけの病院に相談しましょう．

夜間や休日に急に具合が悪くなったときには，各都道府県に設置されている夜間精神科救急情報センターによる電話相談が利用できます．

2 家族が利用できる電話相談

① こころの相談統一ダイヤル

電話をかけた所在地の，精神保健福祉センターをはじめとする公的な相談機関につながります．

電話番号：0570-064-556（受付時間や曜日は地域によって異なります）

※ PHS電話，IP電話，プリペイド式携帯電話，列車公衆電話，海外からは接続できません．

② みんなねっと相談室

病気のことや経済的な悩み，生活上の問題，障害年金等の福祉制度に関する質問など，家族の立場に理解のある相談員が相談に応じます．

電話番号：03-6907-9212（水曜日 10：00〜15：00）

※ 2018 年 4 月 20 日現在．相談の曜日や時間は変更される可能性があります．

3 家族会

① NPO 法人ノーチラス会（p.4 参照）

双極性障害の当事者，家族，医療者，福祉関係者，出版社，マスコミ関係など多方面の会員を募集しています．当事者の集いや家族会，講演会，会報の発行などを行っています．

臨床心理士，産業カウンセラー，ピアカウンセラーが対応する電話相談もあります．（会員と非会員では利用できる時間帯が異なります）．

　［ホームページ：http://bipolar-disorder.or.jp/］

② 精神に障害がある人の配偶者・パートナーの集い

精神に障害がある人のパートナー・配偶者が集まり，困難について一緒に考えていく集いを行っています．2ヵ月に1回程度のミーティングがあります．小さな子どもと一緒に参加できるという特徴があります．双極性障害の患者さんの家族に限らない，さまざまな精神障害の患者さんのパートナーが参加していますが，双極性障害の患者さんのパートナーも多く参加します．ホームページには，家族が利用できる社会資源の詳細な情報集がアップロードされており，無料でダウンロードすることができます．

精神に障害がある人の子どものミーティングも不定期に行っています．

　［ホームページ：https://seishinpartner.amebaownd.com/］

双極性障害の患者さんの家族は，さまざまな困難で苦しんでいます．家族と話す機会があったら，苦労をねぎらい，必要なときに情報を共有できる協力関係を築いてください．

3 対応できる精神科医の見分け方，見つけ方

　この節では，精神科医（クリニックによっては，神経科・心療内科と掲げていることもあります）の見分け方，見つけ方について，「双極性障害に対応できない精神科医」「主治医を変えた方がよいとき」「よい精神科医の見つけ方」「合同面談」「筆者の診療」という順に説明します．双極性障害の社員に元気に働き続けてもらうためには，本人がよい精神科医を見つけて（会社の方が見つけるのを助けてあげるとよいと思います），会社の関係者と本人が，精神科医との合同面談を申し込むことが大切です．

A. 双極性障害に対応できない精神科医

　残念なことですが，現状では，「双極性障害の患者にきちんと対応できる」精神科医はあまり多くはないようです．主な理由は，
① 炭酸リチウム，バルプロ酸ナトリウム，カルバマゼピンなどの気分安定薬の血清濃度を測定する体制がない
② 初診時に十分な情報を聴取しない
③ 活動記録表や家族など周囲からの情報を活用できない
④ 病気に関する説明を行えない
⑤ 質問に対して根拠に基づいた説明を行えない
⑥「自分が病気であることが受け入れられない」「軽躁状態への憧れが続く」といった心理的側面への働きかけを行えない
　などです．これらの理由について簡単に説明します．

1 炭酸リチウム，バルプロ酸ナトリウム，カルバマゼピンなどの気分安定薬の血清濃度を測定する体制がない

　炭酸リチウム，バルプロ酸ナトリウム，カルバマゼピンなど，双極性障害の治療の要である気分安定薬の多くは，効果がありかつ中毒にはならない適切な血清濃度であることを確認しながら使用しなければなりません．血清濃度は採血すればわかるのですが，クリニックなどで採血するためのスタッフを雇用していないと，「うちでは，採血はしていません」という場合があり，「気分安定薬は処方しません」とか「血清濃度を確認できないので気分安定薬は少量し

か処方しません」という方針を説明する精神科医がいるようです．これでは，双極性障害の治療を適切に行うことはできません．そもそも，気分安定薬でなくても，患者さんに精神疾患に対する投薬を行うときには，副作用が起きる可能性がありますから，採血検査は必ず行わなければなりません．採血検査を行わない診療は，現在では，倫理的に許容されませんが，残念なことに，こういったクリニックも存在するのが実状です．あるクリニックで採血検査をしているかどうかは，患者さんが，医師やスタッフに，「このクリニックでは採血検査をしていますか？」と聞けばすぐにわかります．

2 初診時に十分な情報を聴取しない

双極Ⅰ型障害は，はなはだしい躁状態のために入院治療が必要になる病気ですから，本人や精神科医がこの診断に気がつかない，ということは普通ありません．しかし，「体調の高まりはあるけれども，日常生活に大きな障害はきたさない」という軽躁状態にとどまる双極Ⅱ型障害や，より軽症の状態である双極スペクトラムになると，診断がより困難です．「日常生活に大きな障害をきたさない」ため，本人が軽躁状態を「正常な状態」あるいは「よい状態」というふうに思ってしまいがちです[注1]．

双極Ⅱ型障害や双極スペクトラムを見逃さないためには，初診で現病歴（病気と治療の経過），家族歴（家族の様子），生活歴（生育の経過，生活全体の流れ），職歴について問診を行って，「双極Ⅱ型障害や双極スペクトラムの可能性があるかないか」，最初に確認する必要があります．これを怠ると，軽躁状態に関する情報を把握できず，ずっとうつ病と誤診したまま治療が続くことになります．

3 活動記録表・家族や周囲からの情報提供を活用できない

双極Ⅱ型障害や双極スペクトラムの可能性があるかもしれないと疑えば，短時間の診察であっても，
① 活動記録表を用いて，本人から情報を収集する
② 家族など周囲の人から本人の状態について，メモで情報をもらう，たまには一緒に診察に来てもらって情報を収集する
といった方法を活用できます．しかし，可能性を疑わなければ，こういった方法を活用できません．

「医師には裁量権があるのだから，診察や治療は自己流でよい」という誤った考えで，研修を怠り，こういった方法について知らないと，「本人の口頭報告」という不十分な情報のみに基づいて「うつ病」という誤診が続きます．診療に関する医師の裁量権は，「現在，医療にお

注1）躁状態のために，社会的・職業的に著しい障害が生じて入院が必要なほどであると，双極Ⅰ型障害と診断される．一方，軽い躁状態がみられるけれども，入院が必要なほどでない場合は，双極Ⅱ型障害と診断される．また，双極性障害の特徴がみられるが，双極Ⅰ型障害，双極Ⅱ型障害の診断基準を満たすほどではない状態を，双極スペクトラムと呼ぶことがある．

いて常識とされている知識」を踏まえた上での裁量として許されています．「現在の医療における常識」を実行していない医師には，裁量を云々する資格がありません．

双極性障害，特に双極Ⅱ型の患者さんは，「理屈っぽい」傾向があると思います．ですから，本人の口頭報告以外の情報収集について，「なぜこういうことが必要なのか」を説明しなければなりませんし，活動記録表を渡すのであれば，書き方を説明しなければなりません．多忙であると，こういった手間を避けたがる場合があるのかもしれません．

4 病気に関する説明を行えない

患者さんに診断を告げると病気についての説明を求められます．双極性障害では，使用する薬剤，生活リズムの改善，活動（特に対人接触）のコントロールの必要性，症状が本人の対人関係に及ぼす影響など，説明しなければいけないことが，うつ病の場合よりも多いと思います．「日本うつ病学会治療ガイドライン　双極性障害」[注2]を読めば，患者さんにどういう説明をすればよいかわかりますが，精神科医が不勉強で，このガイドラインを読んでいないことがあります．

また，研修を受けていたときに，エビデンス＝科学的な根拠に基づいた精神医学，精神医療について十分に学ばなかったために，ガイドラインという考え方に不慣れな精神科医，心療内科医もいます．

こういった不慣れについては，精神医学において，

① 検査で確認できるマーカーに基づいた診断がほぼ不可能であり，症状の確認に基づいて診断を行わなければならない
② 症状に基づいた診断について，まとまった基準が作成されたのは比較的最近である
③ 動物実験が非常に難しい
④ 脳という臓器の特殊性から，臓器の一部を取って分析する生検は不可能である[注3]．

といった理由があります．

しかし，「日本うつ病学会治療ガイドライン　双極性障害」は，現時点でのエビデンス＝科学的根拠に基づいてわが国で利用できる治療について系統的な推薦を行っています．この資料を活用しないで，双極性障害の治療を行うことは患者さんに不利益をもたらします．

5 質問に根拠に基づいた説明を行えない

独善的な精神科医であると，「精神疾患のことは精神科医以外にはわからない」「治療の方針は医師が決めるから，患者はそれに従順に従えばよい」などと思っている場合があります．双

注2) http://www.secretariat.ne.jp/jsmd/mood_disorder/img/120331.pdf

注3) 生検は，試験切除，バイオプシーとも呼ばれます．人間の臓器の一部を切り取って，細胞の様子を検査するものです．癌の診断を確定したり，病気の見込みを正確に判定するためには必要不可欠とされています．肝臓，腎臓，胃，骨髄など，ほとんどあらゆる臓器が対象になりますが，脳の一部を切り出すことはできませんので，精神科では，生検を行うことはできません．

極性障害の患者さんが,「理屈っぽい」質問をすると,精神科医に怒鳴られるかもしれません.
　理屈っぽい患者さんは,現在知られている知見や情報についてきちんと説明すれば,逆に納得してくれるものです.ただ,このためには,現在知られている知見や情報について勉強していなければなりませんし,それを患者さんがわかるように説明できなければなりません.昔聞きかじった知識と,自分が診た少数の患者さんの印象だけで診療を行っていたり,患者さんにどう説明すればわかりやすいかという修練を怠っていると,きちんと説明できません.

6 「自分が病気であることが受け入れられない」「軽躁状態への憧れが続く」といった心理的側面への働きかけを行えない

　双極性障害の方は,しばしば軽躁の状態を,「よい状態」「自分の普通の状態」と思っています.ですから,「あの状態に自分を戻してほしい」と願ったり,憧れのような気持ちを持っていたりします.そういう場合,躁や軽躁の状態を,病気と言われると,気持ちが傷つきます.
　そもそも,どんな病気であっても自分が病気なのだと受け入れることは,人間にとって難しいものです.知識として知っていることと,気持ちとして,本音で病気を受け入れられることは別です.知識が豊富な患者さんのほうが,かえって気持ちとしては病気を受け入れられなかったりします.一番わかりやすい例は医療従事者で,知識が邪魔して治療がこじれることがあります.(1章に自分の病気を受け入れるのが困難だった,元看護師の体験談があります.p.5)
　患者さんに病気を受け入れ,前向きな気持ちで治療を受けてもらうためには,知識を与えるだけでなく,「与えられた知識による気持ちの傷つき」への心理的なサポートが必要です.こういった側面について,十分な支えができない精神科医もいます.

B. 主治医を変えたほうがよいとき

　うつ病と診断されている患者さんが,「自分の診断は双極性障害なのではないか」「現在の治療は適切なのか」と疑問を持ったとき,次にあてはまるならば,主治医を変えたほうがよいでしょう.

1 炭酸リチウム,バルプロ酸ナトリウム,カルバマゼピンなどの気分安定薬の血清濃度を測定する体制がない

　「うちでは気分安定薬の血清濃度の測定はできません」という主治医は迷わずに変えましょう.採血を行わずに,双極性障害への治療はできません.採血検査そのものをまったくしていないのであれば,現代の医療として倫理に反しています.

2　初診時に十分な情報を聴取しない，活動記録表・家族や周囲からの情報収集を行えない

初診時の診察が30分以下で，その後の診察もいつも10分以内で，「自分は双極性障害なのではないか」と精神科医に質問しても，活動記録表を用いた情報収集，家族や周囲からの情報収集を行ってくれない主治医は，変えたほうがよいでしょう．

3　病気に関する説明を行えない

「日本うつ病学会治療ガイドライン　双極性障害」について知っていますかと尋ねて，「聞いたことがない」と言う場合は，主治医を変えましょう．「聞いたことがあるが内容はよく知らない」と言う場合は，「ガイドラインに沿った，なるべく標準的な治療を受けたいと思っています」と希望を伝えましょう．これに対して，「患者が治療の方針に口をはさむな」とか「ガイドラインといった堅苦しいことにしばられた診療はしたくない」という主治医は変えましょう．現在は，エビデンスに基づいて患者さんの希望を容れながら治療方針について話し合わなければいけない時代です．患者さんと話し合うことを拒否したり，エビデンスに基づかない，独善的な治療を行う医師には，なるべく早く見切りをつけたほうがよいと思います．

4　患者の質問に根拠に基づいた回答を行えない

質問をうるさがり，「自分の方針の通りにしていればよいのだ」という返事を繰り返す場合は，主治医を変えましょう．現在の医療で，患者の質問に説明しないということはあり得ません．回答しないのではなく，勉強していないから回答できない可能性が高いでしょう．

C. よい精神科医の見つけ方

では，きちんと双極性障害を診てくれる精神科医をどうやって探したらよいでしょうか？

① 日本うつ病学会双極性障害委員会委員，フェロー[1]

日本うつ病学会双極性障害委員会の委員とフェローは，双極性障害について，第一にお勧めできる精神科医です．日本うつ病学会は，気分障害を取り上げている学会で，双極性障害の診療の質の改善，社会の啓発などを進めるために，双極性障害委員会を組織しています．また，この委員会の活動に賛同する精神科医を集めてフェローとして組織しています．委員やフェローの精神科医は，うつ病学会が公表しているガイドラインについてもよく勉強しています．ただ，人数があまり多くはありません．

② うつ病リワーク研究会の会員施設[2]

二番目にお勧めできるのは，うつ病リワーク研究会の会員医療施設です．リワークプログラ

ムは集団で行う治療で，ほかの患者さんと一緒にプログラムに参加するので，職場における人間関係と同じ特徴が現れます．双極性障害や双極スペクトラムの患者さんがうつの症状しか精神科医に報告しないために，「うつ病」と診断されていることはよくありますが，リワークプログラムに入ったとたんに，人間関係の特徴がわかり，すぐに「双極性の傾向があるのではないか」とスタッフが判断できます．また，病気が治りにくい患者さん，周囲との関係が円滑に進まない患者さんがリワークプログラムを必要とします．「うつ病」リワークとはいっていますが，入ってくる患者さんの3割くらいは，双極性障害の背景を持っていると思われます．

　こういった事情で，リワークプログラムを行っている施設では，双極性障害や双極スペクトラムの患者さんへの治療，対応について経験を積んでいます．また，職域との協力についても知識があります．リワークプログラムを利用したい場合はもちろん，そうでない場合でも，双極性障害の治療をきちんと行ってくれる可能性が高いでしょう．

③ **日本精神神経学会の研修施設，指導医**[3]

　わが国最大の精神科医の学会である日本精神神経学会では，標準的な医療を行える専門医を育成するための研修プログラムを推進しています．研修プログラムにはさまざまな要件があり，気分障害についても十分な診療を経験できることも求められています．また，研修を行っている施設は，「標準的な医療が行える教育」をすることになっており，双極性障害についても，標準的な知識を持っているはずです．

　研修施設には，専門医を指導する立場の「指導医」がいます．指導医は，標準的な医療についての知識を持っているはずです．また，専門医の資格を取った精神科医は，標準的な精神医療について，習得しているはずです．

④ **日本精神神経科診療所協会の会員施設**[4]

　日本精神神経科診療所協会は，精神科診療所の向上を図ることを目的に活動しています．5年以上の精神科の臨床経験以外には，会員になる際に特に要件はありませんが，上記の方法で精神科医が見つからない場合は，この協会の会員施設を受診するとよいでしょう．

⑤ **セカンドオピニオンの活用**

　地方では，「近所にはよい精神科医が見つからない」という場合があると思います．その場合は，セカンドオピニオンとして，上記の精神科医を受診し，治療方針についてのアドバイスをもらって，主治医に伝えてもらうとよいでしょう．

17. 合同面談

　精神科医が見つかったら，職場の人，本人と精神科医で「合同面談」をしてもらえるように申し込みます．合同面談は，本人の治療の一環として保険診療の範囲内で行ってくれる場合もあります．医師によっては，別に面談料金を定めている場合もあるかもしれませんので，本人から精神科医に確認してもらえばよいでしょう．合同面談の目的は，「本人の働き方に関する決定の参考とするために専門家の判断を聞く」ということです．本人は，復職後の働き方の決定について，いろいろ希望があるでしょうから，この話し合いは本人にとっても利益があります．合同面談については，本人から，「職場に自分の働き方について検討をしてもらいたいので，参考情報として主治医としての見解を率直に伝えてほしい」と依頼してもらいます．こうすれば，主治医は守秘義務から解き放たれ，本人のために情報を提供する役割になります．

　合同面談では，まず職場の側から精神科医に，「本人の職位・職階で期待される業務のあらまし，本人が体調を崩して突発休が発生すると周囲にどのような影響があるか」などを説明してください．ほとんどの精神科医は，企業で働いた経験がないため，こういったことについて知識がありません．また，本人は，「自分が休んでも周囲にカバーしてもらえます」などと話していることが多く，精神科医は，「本人が突然休んでも，職場では負担はないのだ」と考えていることが多いのです．休み以外でも，「本人の業務負荷を軽くすると，周囲にどのような負担が生じるか」について説明します．また，軽い業務負荷に従事していると，賞与や業績評価に影響が出るのであれば，そのことも説明したほうがよいでしょう．こういったことについては，すべて本人の前で話しをします．本人，職場，精神科医の間で，同じ情報を共有することが大切です．

　なお，「本人には伝えていないが，周囲が（本人のことで）困っていて，じつは会社としては辞めてもらいたいと思っている」などということは，精神科医には頼めません．「辞めてもらいたい」という気持ちが生じる理由は，「通常の業務ができない」からです．ですから，「本人の職位，職階から言えば通常業務は，例えば営業，部下の業務遂行管理，企画になる．本人の健康状態は，この業務に耐えられますか」と質問すればよいのです．もし，「当面は難しい」という回答であれば，「では，いつ頃には通常業務ができる健康状態になりますか」と，尋ねればよいのです．もし，「いつになるか見通しは立たない」という回答なら，この見解に基づいて，本人と中期的な業務の設定，処遇について話し合えばよいでしょう．

　合同面談で，職場の人が精神科医にわかりやすく質問をするポイントは，本人に期待される通常業務について具体的に説明し，「本人の健康状態はこの業務に耐えられますか」と尋ねることです．

Column 1 【本人のため，ほかの社員の健康のため】

　主治医は患者の味方であり，患者の言い分以外のことは考えません．患者から治療費を払ってもらっていますから，本人の利益になるように行動しなければならないのです．ですから，精神科医が会社に伝える情報は，基本的には患者の言いなりの内容であることが多いと思います．

　一般に精神科医は，社員には職位や職階というものがあり，それによって「通常想定される業務のレベルがある」ということをあまり理解していません．また，通常想定される業務よりも業務を軽減すると周囲の社員に負担がかかること，会社が社員全体の安全に配慮する義務を負っていること，業務を軽減しているとあとで賞与や業績評価に影響が出ることもよく知りません．

　ですから，精神科医と面談するときには，「職位や職階による想定される業務がある」「本人の業務負担を軽減すると周囲に負担がかかる」「負担がある程度大きくなると周囲の社員の健康に影響が発生する」ということをよく説明する必要があります．精神科医は，「会社の損益」と聞いても何とも思いませんが，医師ですから，「他の社員の健康に影響がでる」という言葉は響きます．

　業務軽減について主治医と相談するときには，上記の事情をすべて説明し，「本人のための業務軽減には協力するが，周囲の社員の健康に影響が出るかどうかが，協力の限界になる」「業務軽減によって，本人への不利益も一部発生する」ことを明らかにして，「では，当面どのような業務を行うか」について，本人を交えて話し合えばよいのです．業務軽減が自分に不利になる点があると思えば，むしろ本人が「通常業務をさせてほしい」と希望する場合もあるでしょう．職場の人と本人で，当面どのような業務が考えられるかをまとめて医師に説明し，医師に本人の状態をフォローしてもらって，業務のレベルを上げてもよいか，据え置きがよいか，本人の状態が悪化し，業務の負荷を下げなければいけないか知らせてほしいと依頼すればよいでしょう．ただ，業務の負荷を下げる場合に，周囲の社員の健康に影響が出る状況が出現するようであれば，それが，職場が行える協力の限界になります．

　本人の病状について，通常は，「守秘義務があるから」と主治医は職場の人に話してくれないでしょう．本人から主治医に，「率直に見解を話してもらってかまわない」と依頼してもらった上で，「本人の突然の休みなどが発生すると，周囲の社員の健康に影響が出る．本人の状態がどのようになる可能性があるか主治医から教えてもらえると，周囲の支援体制を整えやすい」と職場の人から主治医に説明して，本人の前で主治医の見解を伝えてもらうとよいでしょう．

　「業務軽減が長期にわたって必要だ」という見解が示された場合は，本人に期待される通常業務について具体的に説明し，「本人の健康状態はこの業務に耐えられますか」と職場の人から主治医に尋ねましょう．これは，労働の提供と報酬が対になっているという労働契約の基本です．精神科医は，労働契約について知識がありませんが，この質問をすることによって，労働契約の原則と，本人への処遇についての検討を結びつけることができます．

E. 筆者の診療

　ここでは，筆者が行っている診療について紹介します．筆者の診療に不満を持っている患者さんもたくさんいますから，以下の説明が正しいとか，すべての患者さんを満足させているということではありません．通常の臨床として可能な範囲で，筆者がしている工夫として，参考にしてください．

1　炭酸リチウム，バルプロ酸ナトリウム，カルバマゼピンなどの気分安定薬の血清濃度を測定する体制

　血清濃度を測定できる体制は，「筆者の工夫」にあたりませんが，筆者が勤務しているNTT東日本関東病院では，上記の測定を行えます．双極性障害の治療に気分安定薬の血清濃度の測定が重要なのは，前述のとおりです．

2　初　診

　NTT東日本関東病院の精神科では，初診に1時間の枠をあてています．初診では，主訴（受診の理由），現病歴（病気と治療の経過），身体疾患の既往歴・アレルギー歴（特に薬剤）・内服薬のリスト，飲酒歴と喫煙歴，最近の海外渡航歴，家族歴，生活歴，職歴，治療に期待していることを聞きます．そして，活動記録表の書き方を説明し，心理検査が必要であればオーダーし，当面の処方や治療の方針について決めます．これに通常1時間を要します．

1）主訴（受診の理由）

　患者さんが言う通りにカルテに記載します．一般に，患者さんが言ったことをそのままカルテに記載しておくことは重要です．後々になって，患者さんから，「あのときなぜ，何々と診断して，何々という治療方針としたのか」と聞かれることがあります．このときには，診察した当時のカルテをみせて，「あなたから，何々という訴えがあったので，これは何々という症状にあたると診断し，何々という治療方針を立てたのです」と説明します．患者さんが言ったことをカルテに書いていないと，「記憶によると」とか「当時の私の印象では」という答え方になってしまい，「記憶が間違っている」「印象は誤診だった」という論争になってしまうのです．

2）現病歴（病気と治療の経過）

　「一番最初に具合が悪いかなと思ったのはいつですか」と尋ねます．これに対して，患者さんは通常，一番最初に精神科医を受診した頃のことを答えます．そうしたら，「それ以前には，具合が悪いと思ったことはないのですか」と質問を重ねます．そうすると，「じつは

小学生の頃から体調に波があった」とか「高校生の頃，情緒不安定で学校に行けないことがあった」などと，治療は受けなかったけれども，双極性障害の先駆けとして体調の変調があったという情報が得られることがあります．

3）身体疾患の既往歴・アレルギー歴（特に薬剤）・内服薬のリスト，飲酒歴と喫煙歴，最近の海外渡航歴[注4)]

NTT東日本関東病院では，すべての初診の患者さんにこれらの情報を確認します．これらの情報を確認しないで治療を行うと，ときに強い副作用や合併症が起きて，患者さんの安全に問題が生じたり，患者さんに起きる身体的な症状を見過ごすおそれがあるからです．

4）家族歴

家族歴については，本人の両親，同胞について，存命か死亡しているか，死亡していれば，亡くなった年，死因，生前の職業を聞きます．存命であれば，婚姻状況，婚姻していれば子どもの数，職業について聞きます．双極性障害には，（すべての病気と同じように）遺伝子が関わりますが，現在のところ，まだ遺伝子診断は可能ではありません．両親，同胞は，本人と遺伝子を共有していますので，家族の様態を尋ねると，本人の遺伝子の傾向が，ある程度推測できます．

双極性障害の傾向が強く，生活の不安定さが高いと，「婚姻が複数回である」「婚姻していても子どもがいない」「子どもがいても一人しかいない」「フリーランスなど創造的だが，冒険的な要素もある職業を選んでいる」，などの特徴がみられます（一般論ですが，同じ配偶者との間で2人以上の子どもをもうけている人は，性格，生き方の安定性が高く，双極性障害に関連した遺伝子をあまり持っていないことが多いように思います）．

家族歴を聞くと，家族との葛藤についても，自然に情報を得ることができます．例えば，「家族との仲が疎遠だから，今何をしているか知らない」とか「父とは10年間会っていない」などと回答する人がいます．家族間の葛藤が非常に強い場合は，両親自身の両親，同胞について同じように情報を聞きます．家族関係に関する理論では，ある人への家族の影響については，祖父母の代からの情報を明らかにすれば，大体理解できると言われています．

5）生活歴

出生地，生育地を聞きます．生育過程で転々とした生活をしていると，双極性障害の方の，「生き方の冒険性，不安定性」に影響することがあります．双極性障害の方は，一般には生育過程で友人が少ないといった問題はあまりみられないように思います．もし，こういう問

注4）海外渡航歴は双極性障害には関係ないが，患者さんに発熱などの症状がみられる場合，渡航先によっては，ジカ熱，エボラ，鳥インフルエンザなどの感染症について検討しなければいけない．そのため，初診の患者さん全員にこの質問をすることになっている．

題がみられたら，発達障害など他の精神障害が一緒に起きていないか確認します．友人は，発病後の人生を支えるのに重要な役割を果たしてくれます．

　成績がよかったという患者さんは珍しくありませんが，学歴は，あまり過大評価してはいけません．というのは，中学や高校を卒業する時点で，筆記試験でどれだけの点数が取れるかで学歴が左右されてしまうからです．成績だけでなく，クラブ活動，ボランティア活動，アルバイトなどをどの程度こなせていたかを尋ねます．こういった活動を通して，対人関係の技術を身につけているのであれば，発病後もうまく生活していける可能性が高くなります．

　結婚していれば，配偶者の年齢，職業の有無，健康状態について尋ねます．双極性障害の方は，発病前には，「創造的，活動的，リーダー的」といった特徴があり，異性にもアピールするので，発病前に婚姻されている場合は，よい配偶者をえている場合も多いように思います．ただし，発病後に躁や軽躁の状態が続くと，配偶者への攻撃が起きますので，配偶者が離婚を考えるといった事態になることもあります．

6）職　歴

　発病前は比較的仕事は順調であった，同期の中では成績がよかったなどというケースが多いように思います．ただ，発病前後からは，婚姻の場合と同じように，上司，同僚，ときには仕事の相手先と衝突しがちになります．衝突について，「自分が正しく，相手が間違っていた」という理解しかできていないと，職場適応に問題が起こりがちになります．「どの職場でも上司とぶつかった」という情報があったら，双極性障害の症状に影響されて，職業上の不利益が起きている可能性があります．

3　活動記録表・家族や周囲からの情報収集

　活動記録表の目的と書き方を説明します．活動記録表は，左の欄に1時間単位くらいで何をしたかを書いてもらい，右の欄にそのときの状態を書いてもらいます．記録表で，夜更かし，過度の活動，不安定な生活リズムについて確認できたら，改善するように指示します．また，家族や周囲の方に，本人の状態について気がついたことをメモしてもらい，本人が受診するときに渡してもらいます．本人が言うこととメモに書いてあることを比較しながら確認すると，診察にとても役に立ちます．

4　病気に関する説明

　病気に関する説明で，筆者が一番大切にしているのは，「注意して治療しなければいけない病気ですが，症状がコントロールできれば，ほぼ普通に社会生活が送れます」と，「病気を克服して生きていける」という希望をもってもらうことです．治療はつらいものですから，希望がなければ努力する気持ちがくじけてしまいます．希望は，治療において，何よりも大切なものです．

診断については，現病歴，家族歴，生活歴，職歴などで聞いた情報から，根拠をあげながら説明します．一回の診察だけでは診断を確定できない場合は，「双極性障害の可能性もあると思いますが，今日の1時間だけのお話では診断を確定できません．経過をみながら，検討させてください」と説明します．

　処方については，気分安定薬，非定型抗精神病薬[注5]が推奨されること，抗うつ薬は推奨されないこと，依存性がある抗不安薬や睡眠薬は必要時に短期間のみの使用としたいことを伝えます．（睡眠薬で依存性がないものもあります．）

　また，双極性障害では，躁状態・軽躁状態の早期発見，早期対応が重要であることを伝え，躁になりかかっていると思ったときに服用してもらいたい薬剤を処方します．うつについては，「あせらずにじっくり持ち上げていったほうがよい」と説明して，双極性障害のうつに効果があるとされている薬剤をゆっくりと量を増やしながら処方します．

　非薬物的な治療努力として，活動記録表を利用して，なるべく睡眠・覚醒のリズムを一定に保つこと，刺激が強すぎる活動，特に対人接触はコントロールしてほしいことを説明します．

　心理的な葛藤，対人関係の問題が強い人には，「あなたには心理的に繊細過ぎたり，対人関係で空回りしてしまうところがあるようだから，心理検査をして，あなたの特徴を把握して相談しましょう」と説明して，心理検査をオーダーします．

　初診の最後に，「お話はある程度わかったように思いますが，筆者の治療に期待していることは何でしょうか」と聞きます．というのは，筆者の治療が患者さんの期待から大きくずれていると，治療にかける時間とお金が無駄になってしまうからです．答えとしては，「病気を完全によくしてほしい」「復職して職場でまた活躍したい」といった内容が多いので，筆者の治療の見通しとして，できそうなことと，実現が難しそうなことを説明します．実現が難しそうという判断については，筆者がそう思う根拠を，それまでに聞いていた情報に基づいて指摘します．まれではありますが，「それが難しそうなら，NTT東日本関東病院への通院はやめる」という場合もあります．これはこれで，まったく問題はありません．患者さんには，主治医を選択する権利がありますから．

5　質問への回答

　筆者は，患者さんの病気に関する質問に，医学的な根拠をあげながら説明することにしています．多くの患者さんは，一度きちんと説明すれば，それで納得してくれます．以下に例をあげます．

注5）「抗精神病薬」とは，幻覚や妄想など精神病的な症状を改善してくれる薬という意味．以前に開発された抗精神病薬を「定型抗精神病薬」と呼び，最近開発された抗精神病薬は，薬剤の構造や，作用の仕方が従来のものと異なるため，「非定型抗精神病薬」と呼ばれている．非定型抗精神病薬は，精神病的な症状だけでなく，躁やうつにも効果があることがわかってきたので，双極性障害の治療にも使われる．

[Q1] この病気は遺伝するのですか？
➡ A1：怪我以外の病気は，人間の体質によって起きるので，今日うちの病院に来ているほとんどすべての患者さんの病気は遺伝します——高血圧，心臓病，糖尿病，癌になりやすい体質，みんなです．病気は一般に，遺伝による体質とその人がどういう生活を送っているのかという環境の両方が影響します．遺伝の影響の強さは，人によって違います．あなたにお子さんができたら，双極性障害になりにくいように，育て方に気をつけてあげたほうがよいでしょう．それは，ほかの病気の場合と同じです．

[Q2] 薬は一生のまなければいけないのですか？
➡ A2：双極性障害の症状が出やすいあなたの体質は，現在の医療では変えられません．もし，あなたが，服薬せずに症状が出ないようにしたいのであれば，『生活リズムを規則正しく保つ』『飲酒やコーヒーの摂取をコントロールする』『対人関係を改善する』といった，薬物によらない治療のための努力を行わなければいけません．あなたの努力で，服薬の必要性をどれくらい減らせるかは，治療の経過の中で一緒に検討しましょう．

　同じ質問を繰り返す患者さんは，知的に説明を理解していないというよりは，「病気を受け入れられない」という気持ちで，こちらの説明に納得できないという場合が多いようです．ですから，こういう場合は，「双極性障害の治療について，つらいことはありますか」と質問して，「双極性障害という病名を受け入れて治療しなければならないやるせなさ」について話し合います．そして，「体調のコントロールは必要だが，コントロールできれば，きちんとした生活が送れる」と希望を持ってもらえるように，励まします．病気の受け入れの困難に，いろいろな心理的な要因が関わっている場合は，カウンセラーに紹介します．

6　心理的側面への働きかけ

　精神科の患者さんとの治療で，筆者が一番やりがいを感じるのは，「精神科の外来には来たけれど，本音では病気や治療を受け入れたくない」という葛藤への支援です．そもそも，どんな病気でも，自分の生活にある程度以上の影響があるのなら，「病気を受け入れる」ことは，人間にとって非常に困難なことです．これは，精神疾患でもその他の疾患でも同じだと思います．一方，患者として症状を経験すると，「これはつらくて大変だ，何とか治してもらわなければいけない」とも思います．こういった揺れる気持ちへの支援を行うことが，「治療」にあたらせてもらっているものとして，一番やりがいがあります．

　「薬をのみたくない」「不節制をやめたくない」「対人関係についての振り返りなどしたくない」という患者さんには，「あなたの言い分を聞きいれて，様子をみてもよいです．ただ，私

の予想が正しければ，体調が不安定になったり，生活のリズムが整わなかったり，他の人との衝突が続くといった状況になる可能性があります．そのときには，もう一度相談させてください」などと，患者さんの気持ちと折り合いをつけ，自分の考えを実行してどうなるのか体験してもらって，納得して，努力してもらうようにしています．

　躁への憧れを忘れられない患者さんには，「気持ちは非常によくわかります．でも，すごくよいと思った時期のあとに，ズドーンと落ち込んでしまって，うつの時期が長く続きましたね」と指摘します．双極性障害の患者さんは，ほとんどの場合，「何が自分にとって利益になるか」という判断はできます．ですから，やるせない気持ちに共感しつつ，「何が得で何が損かは，しっかり一緒に考えていきましょう」という働きかけを続けます．

　精神科医の見分け方，見つけ方，合同面談の行い方，筆者の診療について述べました．専門家以外の方が，よい精神科医とそうでない精神科医の見分け方を身につけていただくと，ご自分達のためにも役に立ちますし，精神科医へもよい刺激となって，わが国の精神医療の質を高めるのにも役に立つと思います．

●参考文献●
1) http://www.secretariat.ne.jp/jsmd/sokyoku/index.html#03
2) http://www.utsu-rework.org/list/
3) https://www.jspn.or.jp/modules/shisetsu/
4) https://www.jspn.or.jp/modules/senmoni/
5) http://www.japc.or.jp/index.html（※右上の「診療所検索」をクリック）

4 心理教育とモニタリング

A. 心理教育,モニタリングとは何か

　心理教育とは,患者さんが自分自身の病気を上手に管理し,病気があってもうまく生活していくために,自らの病気について学び,再発を防ぐ方法を身につけていくことです.教育といってもカウンセリングに近いものです.ですから,再発予防のコツも,決められたものを無理やり覚え込むのではなく,自ら発見していくものです.モニタリングとは,自分の状態や様子を自分自身で観察し,記録することです.体調を管理するうえで大切なことに気づき予防行動につなげることを目指します.

　心理教育やモニタリングの説明は,双極性障害という診断がなされたのちに,主治医の治療やリハビリテーションの一環として行われます.医療機関におけるリハビリテーションプログラム(リワークプログラム)として行われることもあります.集団での精神療法として10回から20回ほどに分けて行われることもあれば,診察場面での一対一の診療として行われることもあります.ときには復職時に,復職後の様子を互いに確認していく目的で,産業医など産業保健スタッフなどにより(精神科医などが行うよりは)簡易な形で実施されることもあります.モニタリングはモニタリングツール(後述)を用いて行います.

B. 心理教育,モニタリングは,どう役立つのか

　双極性障害は,再発を繰り返しやすい病気です.元気が出過ぎてしまう躁状態(後述)であれ,落ち込みふさぎ込んでしまううつ状態(後述)であれ,再発は,患者さんの人生や仕事にマイナスの影響を及ぼすので,再発を防ぐことは,本人,家族や職場にとって,大切なことです.そのために役立つのが,心理教育とモニタリングです.

　心理教育を受け,自らの状態を周囲の人と一緒にモニタリングすると,再発予防に役立ちます.これには,本人の取り組みと,家族や職場の協力の両方が必要です.再発を防げれば,患者さんは安定して働き,活躍し続けることができます.

C. 心理教育，モニタリングの実際

1 病気を正しく知る

　双極性障害について知り，治療の意義を理解し，治療を前向きに受け入れてもらうことがまずは重要です．病気の原因や統計的データを理解すると，病気に対する偏見や誤解が和らげられます．主治医は，たとえば次のように説明します．

1) 正しい知識を得ることの意義

　病気のことを正しく知り，医学的な治療を適切に受けることは，とても大切です．双極性障害とは，気分が昂ぶった躁状態と，気分が落ち込んでふさぎ込んだうつ状態が交代して起こる病気です．これらの状態が治ると，症状が安定し，病気ではない人となんら変わりが見出しにくくなります．血液検査などの一般的な検査では，異常は見つかりません．

　躁状態のときには「自分は元気で問題なし」と思い受診しないことが多いようです．またうつ状態のときの症状だけでは双極性障害は，うつ病と区別がつきません．双極性障害とうつ病は，治療目標も使う薬も違います．そのため，正しい診断がはっきりすることが正しい治療の第一歩です．たとえば，うつ状態になる前に頑張り過ぎていた状態「寝なくても平気で頑張れてしまう」「良いアイデアや画期的な考えが次々に湧いてくる」「自分は疲れ知らず！」「人前に自信をもって臨める，むしろ楽しい」「大声で喋り過ぎる」「なんだかイライラと怒りっぽくなる」などがなかったかを，周りの人と一緒に振り返ると，躁状態を見つけ出すことができ，正しい治療につながります．

2) うつ状態

　うつ状態では，何週間にもわたって，憂うつな状態が続きます．たとえば，朝から寝るまでの1日を通して憂うつで，悲しくてやりきれない気分が続きます．グッスリと眠れず，途中何度も目が覚めてしまったり，まだ暗い夜明け前に目が覚めてしまい嫌な気分に襲われ，よくない考えばかりが頭に浮かんだりもします．何も食べたいものが浮かばず，何を食べても美味しく感じず，まるで砂をかんでいるような感覚になります．体重が減ったりもします．中にはチョコレートなど甘味をやたら食べて体重が増える場合もあります．頭の回転が止まってしまい何も決められなくなります．仕事もはかどりません．家事なども料理で味付けが決められなくなります．それほど活動していないときでもひどく疲れ果ててしまいます．ときには，物事を極端に悪く考えてしまい止まらなくなります．「重い罪を犯して罰せられる」とか「破産して無一文になる」などと非現実的なことを信じ込んでしまいます．さらに人によっては「こんなに苦しいなら，いっそ消えてなくなってしまいたい」と考えることがあります．さらに「便が出にくい」「頭が痛い，重い」「下痢が続く」などのさまざまな体の症状も現れがちです．う

らいことや悲しいことがあると人は落ち込んだりするものですが，長さ，ひどさ，症状の多彩さが異なります．

3）躁状態

躁状態では，1週間以上にわたって，元気があり過ぎる状態が続きます．楽しい気分，やる気に溢れ，自ら次々に新たなことを始めていきます．あれもこれもと手を付けてしまい，気づくとあまりに多くのことを抱えており，傍から見ると，やり終えられそうもない仕事も引き受けます．しかし自分自身は，不安はありません．少し怒りっぽくイライラしがちになることもあります．寝るのを惜しむように短時間の睡眠で活動し続けます．中には，その人の普段からは考えられないような行動，たとえば，とてつもない浪費，軽率な暴力行為，不正行為や破廉恥な行動をとってしまうこともあります．そのために，周りの人との人間関係が悪化し信頼を失ってしまうことが少なくありません．

ときには，「何でもできる」という万能感が高まり過ぎる，あるいは「自分は特別な存在である」という，自己批判に欠け，自画自賛する感情が行き過ぎて誇大な妄想（訂正することができない誤った考え）を抱く人もいます．たとえば「どんな言語も今すぐにぺらぺらと話すことができる」「アメリカのメジャーリーグが先発ピッチャーと4番打者として，数千万ドルの契約を申し込んできている」などのような，不合理で根拠のないことを確信します．こうなると，行動の制限や，場合によっては強制的な入院も治療の選択の一つとなります．しかし，それを行おうとする治療者や周りの人に対して，「自分にとって大切な思い，夢や希望を阻まれた！邪魔するな！」と攻撃し，家族など本当に大切な人たちとの人間関係を失ってしまいがちです．そして躁状態から回復し普段の自分に戻ったときに，いたたまれなくなり居場所を失いがちとなります．

これらの症状により，仕事や人間関係に差しつかえが生じ入院が必要になるほどであれば，躁状態と診断されます．

4）軽躁状態

ほかの人が見て元気過ぎる状態が4日以上続くものの，仕事や家庭生活や人間関係に支障をきたさない程度であれば，軽躁状態と診断されます．軽躁状態では，自信に溢れ，やる気に満ちますが，社会的には大きな問題を起こしません．ですから，本人としては，この時期を病気によるものと認めがたいのは当然かもしれません．あまり眠らなくても疲れを知らずに元気で積極的に周りの人を巻き込み仕事を発展させていきます．周囲を感心させるような仕事を成し遂げてみせたりもします．働く人として，「ある意味では」理想の状態と思われるかもしれませんが，この状態が長く続くわけではありません．多くの場合は，うつ状態が訪れますし，まれには入院をしなければならないような激しい躁状態になったりします．そして，それらが繰り返し襲いかかることにより，徐々に社会的な信頼を失い，孤立し，社会的な窮地に陥って

いくことがあります．

5）それぞれの状態への対応

各々の状態における治療について正しく知ることが大切です．

うつ状態のときは，薬を飲みながら，負担になるストレスが可能な範囲で避けられるとよいでしょう．「つら過ぎる．いつまでたっても元気にならない．このような状態が続くのなら，いっそこのまま消えてなくなってしまいたい」などと思っても，決して実行しないでください．「元気になろう．ならなきゃいけない」などと焦らずに，今は具合が悪いから専門家に相談しようと考えましょう．

うつ状態の程度が重いときは，仕事を休む，あるいは入院が必要になることもあります．これは，生活の負担を軽くすることがうつ状態の改善に有効だからです．

うつ状態では，物事を悪い方に捉え過ぎるようになります．自分の置かれた状況を見つめ直し，物事の捉え直しや気分転換を行うことにより，穏やかな気分になります．

一方，躁状態のときには，薬物療法で症状を抑えます．

軽躁状態のときには，小さな齟齬や気持ちの行き違いが重なりがちになります．また，その後にうつ状態が生じることがよくあります．

病気ではない安定している状態のときには，再発を予防するための服薬を続けることが有効です．

2 警告サイン（症状）に早く気づけるようになる
　　―再発を防ぐために，早く警告サインに気づくことが有効

1）うつ状態への気づき

うつ状態には比較的早く気づきやすいものです．しかし，悲しい気分ではなく，「決断がつかない，やる気が出ない」などが症状の中心となっている場合や，身体の症状が目立つ状態では，うつ状態だと気づけないことがあります．また，自分を元気づけるためにアルコールや薬物などを使っていると，うつ状態に気づきにくくなりますし，それら（アルコールや薬物）がありさえすれば大丈夫と思いがちです．多くの患者さんにとって役に立つ警告サインとして，「本来は快適である活動（趣味，余暇の活動や親しい人との交流）が楽しめなくなること」があげられます．また，「以前心配していなかったことをやたら心配し始めたり，あることについて何度も考えたりこだわったりすること」や「会話が少なくなる」「何を話してよいかわからなくなる」などもあげられます．

2）躁状態・軽躁状態への気づき

躁状態と軽躁状態は，うつ状態よりも進行が早く，放置すると社会生活への影響がでますので早く気づくことがとても大切です．

軽躁状態に気づくポイント，警告サインの例は睡眠時間が短くなる，眠ることがもったいないと思う，人と口論になったり会議で質問を多発したりする，過活動になる，突然新たなことに興味を示す，車の運転や歩くスピードが速まる，あるいは乱暴になる，性的欲求が高まる，服装や化粧あるいは装飾品が派手になる，などです．

3　油断しないで治療を続ける

　治療を受けようとする前向きな気持ちが十分でないと，油断して治療をさぼってしまい，症状が悪化したり，再発する危険性が高くなります．

　再発する患者さんの多くは，「もう治った．もう大丈夫だろう」と薬をやめる，あるいは仕事に復帰して今まで以上に忙しく働き始め「受診する都合がつかない」「暇がない」と病院の診察に来なくなることが多いようです．特に軽躁状態では，自分を病気ではないと判断しがちです．「もっともっと元気でありたい．それが本当の自分である」と，軽躁状態を目指すこともよくあります．自分一人で判断するのではなく，主治医，職場の人や家族などに確認することが再発の予防に役に立ちます．

4　規則正しいライフスタイルを確立し，ストレスマネジメントを心がける

　規則正しい生活習慣（ライフスタイル）とストレスマネジメントが，とても大切です．双極性障害の患者さんは，偏ったスケジュールを立てがちです．スケジュールを規則正しくすることにより，再発を防ぐことができます．

　夜更かしを続ける，あるいは徹夜で活動すると，躁状態や軽躁状態が悪化しやすくなります．徹夜の作業やイベントは避けられるとよいでしょう．起きる時刻やベッドに入る時刻そして，日中にする毎日の行動（たとえば食事や人に会うなど）の時刻などが一定のリズムであることが病気の安定につながります．自分の生活のリズムをモニタリングして，家族や職場の人と確認できるとよいでしょう．状態の捉え方が，本人と周囲の人とで違いがあることもあります．本人は軽躁状態をよい状態と捉えがちで，また，うつ状態では本人のつらさが周囲にはわかりにくいことがあります．

5　気分を刺激する物質の使用を避ける

　違法・脱法ドラッグだけでなくアルコールやカフェインなども気分を刺激します．アルコールだけではなく，コーヒーなどに含まれるカフェインも過剰に摂取すると，睡眠などに影響を及ぼし再発のリスクを高めます．また，患者さんが苦痛を和らげるために，あるいは軽躁状態を追い求めて，これらの物質を用いることもあります．

6　ストレスと上手に付き合う

　仕事が忙しくなったり，昇進や降格，結婚あるいは引っ越しなどのストレスがきっかけとな

り，うつ病がひどくなったり再発することがあります．双極性障害でも，さまざまなストレスがきっかけとなって，状態がひどくなったり，再発したりすることがあります．

　ストレスを自分でマネジメントできれば再発の予防につながります．ストレスというと，厄介でネガティブなものだけをイメージしがちですが，そうではなく，もっと広い意味があります．人間に外から加えられる刺激，それに対する我々の反応を併せてストレスと呼びます．つまり，ネガティブなものもポジティブなものもストレスになります．楽しいことでも，ときには病気を再発させるきっかけになることがあります．

　軽躁状態のときには，「あれもこれもしたい！（あるいは）しておかなければ！」という気持ちが強くなり，自ら問題を大変にしてしまいがちです．さらには，気が大きくなり「あれもこれもやりたい，どれだけ引き受けても大丈夫，なんとかなる．できるに決まっている」と，とても実行できない計画を立て，周りに相談することもなく行動しがちです．やがて立ち行かなくなると，一転してうつ状態に陥ることは珍しくありません．頼まれ事をされたらすぐには行動に移さずにひと呼吸入れて考えてみるとよいでしょう．さらに，ひと呼吸入れられたら，家族，友人，職場の人と話してみるとよいでしょう．

7　経過の理解を再発予防に生かす

　今まで起きてきたことを正しく知ると将来の安定につながります．

　病気の経過を振り返り正しく知るために「ライフチャート」というツールがあります．

　人生の時間経過を横軸に，気分の上下を縦軸にプロットします．気分の波の上下がわかりやすく表示できます．さらに，さまざまな出来事や行動を書き入れていくと，躁状態・軽躁状態やうつ状態の前には，きっかけ（誘因）が存在することに気づくでしょう．状態が悪化するきっかけとして，薬を飲み忘れる，睡眠と覚醒の乱れ，高過ぎる目標設定，人との関係から生じるストレス，季節の移り変わり，出産，月経の周期などがあります．

8　リハビリテーションを進める

　リハビリテーションの場で，同じ境遇にある仲間と一緒に話し合うと1～7の内容をスムーズに受け入れられます．復職のためのリハビリテーションは，「リワークプログラム」と呼ばれます．主治医が行うときは，診療場面で以下のように働きかけます．

　『症状が治まり始めたので，「双極性障害も風邪みたいに症状が治りさえすれば何もしなくても，仕事や家事に，すぐに戻れる」と思っていませんか．ひと呼吸入れて考えてみましょう．たしかに，双極性障害は「風邪のように，誰もがなりえる身近な病気」です．しかし，風邪のように短い時間では治りません．元のように仕事や家事をしても疲れないようになるために，徐々に心身を慣らしていく時間が必要です．骨折にたとえると折れた骨がつながったあとに，筋力を取り戻すリハビリテーションが必要なのです．リハビリテーションの目的は，元通りに仕事や家事ができるようになることです．

「体力づくりから，毎朝の通所・通院，さらに計算，新聞のコラムのまとめ，パソコン作業などのデスクワーク，また討論，企画づくりなど思考力を要する作業」などのさまざまなプログラムが用意され，自分に合ったトレーニングができるようになっています．また，リハビリテーションの期間にスタッフにアドバイスしてもらうことにより，新たな能力を獲得することもできます．さらに，再発を防ぐコツについても理解してもらいます．

誰もが「早く仕事がしたい！ もう何だってできる！ 早く仕事に戻らなければ！」と慌てがちですが，ひと呼吸入れて，仕事や家事に戻るにあたって必要なことについて，よく話し合うことが必要です』

9 社会的な援助（福祉制度）を活用する

医学的な治療が進歩し，「双極性障害はコントロール可能な病気」となってきました．しかし，ときには何らかの理由で医学的な治療が十分な効果を発揮せず，悪化や再発が繰り返されることがあります．双極性障害に限らずさまざまな病気に，医療費の補助，生活面での援助，年金などを受けることができる福祉制度が用意されています．これらは国，都道府県，市町村等がそれぞれの制度で行っています．さらに会社にもさまざまな福利厚生制度や働く人を支える社内就労規則があります（p.62 の Column 2 参照）．社会保険労務士や社内の人事労務担当者などから必要な情報を提供していただければと思います．

D. モニタリングのツール

モニタリングとは，「観察し，記録すること」です．自分の状態を毎日欠かさずにモニタリングすることは，面倒なことです．しかし，心理教育を通して自分自身の健康的な将来にとってモニタリングがとても大切であることに気づき，前向きな気持ちを持ってもらうことが大切です．

1）睡眠・覚醒リズム表

モニタリングするために便利なツールがいくつかあります．中でも誰もが簡単に手に入れて自由に使うことができるツールとして日本うつ病学会のホームページ[注1)]からダウンロードができる睡眠・覚醒リズム表[1)]があります．（図 2-4-1）

睡眠・覚醒リズム表では，1ヵ月間の記録を1枚のシートに書き込みます．まとめて書き込むのではなく，毎日，コツコツと記録することが大切です．

午前0時から24時間の24個のマス目に，床に就いている時間帯，睡眠している時間帯とその状態，起きて行動している時間帯，薬を服用した時刻を書き込みます．さらに右に，その

注1) http://www.secretariat.ne.jp/jsmd/

Column 2 【会社や国の制度の活用】

休職者に関連する，主な会社や国の制度として，年次有給休暇，就業規則，傷病手当金，高額療養費の払い戻し，年金制度（障害年金），雇用保険，健康保険，精神障害者保健福祉手帳などがあります．ここでは，いろいろな制度について簡単に説明しています．個々の人への正確なアドバイスについては，社会保険労務士への相談を勧めてください．

● 年次有給休暇 ●

年次有給休暇は，給与が支給され，8割以上勤務できた年数に応じて，日数が法律で定められています．未消化の日数は，翌年に限り繰り越せます．

● 就業規則（休職規程，傷病休暇，休職制度，疾病手当など）●

就業規則とは，会社が勤労者を雇用するときの約束で，労働契約の根本です．休職に入る場合，人事担当，社会保険労務士などから就業規則を入手するとよいでしょう．

● 傷病手当金 ●

勤労者が，協会健保，健康保険組合の健康保険に入っていて，（労災ではない）病気やケガで，連続する3日間を含み4日以上会社を休んで，この期間の給与が支払われていないときに，傷病手当金が受けられます．傷病手当金の支給期間は，支給開始日から1年6ヵ月で，途中で復職した期間があっても，支給期間は延長にはなりません．また，多少異なる診断名で再度傷病手当金を申請しても，「実質的には同一疾患の再発であり，傷病手当金の支給はできない」と判断されてしまうこともあります．傷病手当金の支給がいったん開始された後は，就業をきちんと続けられる状態になってから，復職した方がよいと思われます．

● 高額療養費の払い戻し ●

入院などで高額な医療費を支払ったときは高額療養費の払い戻しが受けられます．

● 年金制度 ●

精神疾患のために十分に働けなくなったり，退職すると，障害年金を受けることができる場合があります．障害年金を受けられる資格は，厚生年金と国民年金で少し異なり，年金制度は非常に複雑なので，詳細は，必ず社会保険労務士に確認する必要があります．

● 雇用保険 ●

労働者が失業した場合や雇用の継続が困難になったときに，生活や雇用の安定を図るために雇用保険制度が設けられています．

● 健康保険 ●

転職，退職する際には，健康保険の手続きについて確認する必要があります．

● 精神障害者保健福祉手帳 ●

現在，100名以上の社員を雇用している企業では，定められた人数の障害者を雇用していないと罰金を払う必要があります．復職する際に，手帳を持っていることを企業に伝えると，企業の側にメリットが発生しますので，不調時のサポートなどに円滑な協力が得られるかもしれません．

社会保険労務士は，以下の全国社会保険労務士会連合会HP上の「社労士を探す」で見つけることができます．
https://www.shakaihokenroumushi.jp/consult/tabid/527/Default.aspx

年	月

氏名	
記入者	

	(午前) 0 2 4 6 8 10 (午後) 0 2 4 6 8 10 12	気分 -2 -1 0 1 2	日常行動
1日 ( )			
2日 ( )			
3日 ( )			
4日 ( )			
5日 ( )			
6日 ( )			
7日 ( )			
8日 ( )			
9日 ( )			
10日 ( )			
11日 ( )			
12日 ( )			
13日 ( )			
14日 ( )			
15日 ( )			
16日 ( )			
17日 ( )			
18日 ( )			
19日 ( )			
20日 ( )			
21日 ( )			
22日 ( )			
23日 ( )			
24日 ( )			
25日 ( )			
26日 ( )			
27日 ( )			
28日 ( )			
29日 ( )			
30日 ( )			
31日 ( )			

床についていた時間帯:

眠前薬を飲んだ時間： ✖

眠りの状態 ぐっすり眠った うとうとしていた 眠らずに床についていた 床についていなかった

気分の状態：（+2）絶好調，(+1）好調，(0）普通，(-1) 少し悪い，(-2）ひどく悪い ○

外出した時間帯:

日常行動： 日常生活の行動を記載して下さい。（たとえば「図書館に行った」など）

記入者一注：以下の目的で，気分と日常行動の項目はご本人以外のご家族にもつけてもらう場合があります。
1．主観と客観のずれを確認する。
2．ご本人が，他者の評価を受け入れる手助けにする。

(02/04/2012version)

図 2-4-1 睡眠・覚醒リズム表

［文献 1）より引用］

Column 3 【「新型うつ病」とは何か？】

「新型うつ病」は，正式な医学用語ではありませんが，「過去にはあまりみられなかったタイプのうつ病」という意味で使われます．現代型うつ病といわれることもあります．例えば，過去によくみられたうつ病では，患者さんは自分を責めがちなのに対して，他人を責める傾向が強いうつ病は，「新型ではないか」と考えるわけです．「新型」の背景について，社会の変化や若い人の考え方の変化などを考える学者もいますが，そうではなくて，双極性障害や双極スペクトラム，あるいは，軽度の発達障害的な傾向が影響している方が「新型」と思われている例も多いと思われます．

日1日の自分の気分を五段階で評価して記します．さらに右に，「会社や学校に行った」「図書館に行った」「スポーツジムに行った」「家事をした」などの日常行動を書き入れます．気分と日常行動については，家族の方にコメントを書き入れてもらうのもよいでしょう．「自分の感じ方と他の人の感じ方が，ずれている」ということに気づけるとよいでしょう．

睡眠をはじめとする体内リズムは双極性障害に深く関わりがあることがわかってきているので，再発を防止するためにも，睡眠リズムと，双極性障害の関係を理解しておくことが大切です．うつ状態あるいは躁状態が一段落したあとに，軽いうつ状態が続き，「眠れない」ことが，主な悩みとなることがあります．双極性障害の方は，病気が治まった時期でも，睡眠と覚醒のリズムが乱れやすい面があります．たとえば，日中の調子が今ひとつでも，夜になると頭が冴えわたり，気分が上がってインターネットやSNSや録り溜めたテレビ番組などを観始め，就寝時刻が遅くなり，朝も起床できず，起きても眠くて気分もよどみ，何もできないというパターンを認めがちです．自分の意見をずけずけ言うので，他罰的にみえがちなことに加えて，このように好きなことだけをやって社会復帰できず，いかにも怠けているようにみえるため，双極性障害の方が"新型うつ病（Column 3参照）"とレッテルを貼られて，家族や（双極性障害を見逃している）治療者双方から見放されるという事態が，しばしば生じます．

睡眠・覚醒リズム表は，表を作成することが目的ではなく，症状の悪化や再発の予防につなげることが大切です．睡眠・覚醒リズム表を毎日書いていくことで，自分の就眠した時刻や覚醒した時刻が乱れがちであること，自分の睡眠の質と長さが，気分の安定・不安定に関係があることに気づいてもらえるとよいでしょう．夜型に偏ってしまった体内リズムを正常化し，整った日中の活動を徐々に膨らませることにより，社会復帰を円滑にすることができます．

2）社会行動リズム表

睡眠・覚醒リズム表のように，睡眠自体と睡眠と覚醒の体内リズムの詳細なモニタリングに加えて日中の社会的行動の詳細なモニタリングができるものに，社会行動リズム表（カラーリズム表）があります．藤田保健衛生大学病院（精神科睡眠外来）のホームページ[注2]から，シー

注2) http://www.fujita-hu.ac.jp/~psychi/image/pdf/kakikata.pdf

ト記入の手引き（図2-4-2）とシートそのもの（図2-4-3）[注3]が，ダウンロードできます[2),3)].

　午前0時から24時間の24個のマス目に，床に就いている時間帯，睡眠している時間帯とその状態（グッスリまたはウトウト），朝一番最初に明るい光を浴びた時刻と最後に明るい光を見つめた時刻，目標とする起床時刻と就寝時刻，起きて行動している時間帯（後で述べるように行動内容に則して色分けします）を書き込みます．さらに右に，その日1日の自分の気分の上下を五段階でモニタリングしていただきます．さらに右に，「会社や学校に行った」「図書館に行った」「スポーツジムに行った」「家事をした」などの日常行動を簡潔に書き入れます．さらに，身体症状（頭痛，全身倦怠感，腹痛・吐気・胃腸症状，フラツキ・メマイ，イライラ，目覚め後の眠気，昼間や仕事中の眠気），睡眠前の睡眠導入剤の服用，アルコールの飲用を書き加えます．

3）状態に合わせた対応

軽躁状態，混合状態，躁状態が疑われるときの対応として，
① 睡眠を十分とる
② 活動を制限し本当に必要ではない活動をやめる
③ 休息，くつろぐ時間を確保する
④ 刺激的な活動や精神や気分を活性化するアルコールなどの物質を避ける
ことなどがあげられます．
また，うつ状態が疑われるときの対応として
⑤ 昼寝を避け，あまり長時間の睡眠を取らない
⑥ 活動性を上げ規則正しく日課を行う
⑦ 精神や気分を活性化する物質を用いない
⑧ 昼間に活動して夜は眠る
ことなどがあげられます[4)]．

　社会行動リズム表（カラーリズム表）では，さまざまな行動を色分けしてわかりやすくモニタリングできるようになっています．架空の記入例を掲載しておきます（図2-4-4）．

　生活リズムを取り戻し症状を改善していくことが大切です．また，活動や物質の乱用と，気分との関係性に気づくと，社会復帰，再発や再休務の防止が円滑になります．

　職場に戻ってからもモニタリングを続け，上司，担当者，社会保険労務士などと共有できるとよいでしょう．過去に休職を繰り返していた方が，復職後何年もモニタリングを続け，今なお「モニタリングを続けて元気に働いています」と報告してくれることもあります．

注3）http://www.fujita-hu.ac.jp/~psychi/image/pdf/rizmhyo.pdf

第 2 章 職場での対応——こうすれば支援できる

社会行動リズム表（カラーリズム表）の書き方

この表は、あなたの社会行動リズムを詳しく記録しておくための大切な表です。認知行動療法にも活用されます。
うつ病などで「休職中」や「復職時」の復職支援にも活用されます。睡眠障害はじめ様々な病気の方にも有用です。
「社会行動リズム」「気分の状態（自己評価）」「行動」「チェック」を出来るだけ正確に毎日書いて下さい。（まとめて書かないでください）
ただし、書き忘れた日や後日記載する際に、どうしても思い出せない場合は空欄でも構いません。
毎回の診察の時に、必ずご持参ください。また、1ヶ月終了時には回収させていただきます。
お手元に控えをコピーされ、お持ちいただくとよろしいかと思われます。復職時の産業医面接にもご活用ください。
又、ご家族の方も一緒につけられるのも効果的かと思われます。

（記入例）

[図：記入例の表と吹き出し説明]
- 月経周期が気分の揺れと関連すると思われる女性の方は、月経期間を記入されると参考になります。
- チェック項目は9個ありますが、下の記入法を参考に簡単にチェックできます。
- 外来の受診日に、それまでの自己評価をご記入ください。（下記参照）（自己評価）（家族評価）
- その日のおおまかな気分に○をご記入ください。（下記参照）

	社会行動リズム	上段…睡眠、下段…床（ベッド）についていたかどうか、を例のようにご記入ください。
□睡眠		ぐっすり眠った ／ ウトウトしていた ／ 眠らずに床についていた 朝一番最初に明るい光を浴びた時と、夜PC・TV等を最後に観た時刻に、赤い線を入れてください。 目標とする起床時刻、就床時刻に青色の線を入れてください。
□睡眠以外		以下の該当する項目について、色で塗りつぶしてください。分類が困難な時は、色をつけなくてもかまいません。 安静的「何もしない休養」（ピンク色）／気晴らし的「活動的休養」（黄色） リハビリとして図書館やスポーツジムへ行かれている方（緑色）／食事（間食・夜食も） 会社（職場）、学校へ行った、（専業主婦として）家事をされた方（青色） 光照射療法をした（赤色）※光照射療法をされている方のみご記入ください
□気分の状態		この欄には、その日のおおまかな気分を下記のうちから該当する箇所に、「○」をご記入ください。 （-2）ひどく悪い　（-1）普通だけど少し悪い　（0）普通　（1）普通だけど少し良い　（2）絶好調
□(自己評価) (家族評価)		病気になる前の調子がよかった頃を100点として、クリニック受診日に、前回から今回までの自己評価を 何点であったかつけてみてください（赤印●）。家族の方から見た評価もつけてもらってください（青印●）。
□行動		生活している中で、何か変化のあったことをご記載ください。受診された日もご記入ください。 （例えば、「アルバイトに行き始めた」「コンサートへ行った」「友達と会った」「外来受診」など） 5日・15日・25日は、体重を測定してご記入ください。（　）内には、万歩計カウント数をご記入ください。 万歩計は、朝起床〜夜就床時までつけてください。おおよその活動量がわかります。
□睡眠＆身体 チェック		チェック欄は、9項目あります。下記の要領で、上記の記入例を参考にしながらご記入ください。 ①頭痛　頭痛や頭が重い感じがあった日は、「○」又は「◎」をつけてください。 ②全身倦怠感　なんとなく体がだるかったり、疲れやすい感じがあった日は、「○」又は「◎」をつけてください。 ③腹痛・吐気・胃腸症状　お腹が痛い、便秘、下痢などの症状があった日は、「○」または「◎」をつけてください。 ④フラツキ・メマイ　フラツキやメマイがあった日は、「○」又は「◎」をつけてください。 ⑤イライラ　イライラを感じた日は、「○」又は「◎」をつけてください。 ⑥目覚め後の眠気：下記の中から、その日の目覚め後の眠気について該当する数字をご記入ください。 　「-」…すっきりと起きることができた　「1」…眠気はあったが、自分で起きることができた 　「2」…眠気が強かったが、誰かに起こしてもらって起きることができた 　「3」…起こしてもらってどんな方法でも起きることができず、自然に眼が覚めるまで眠ってしまった ⑦昼間や仕事中の眠気：起きてから眠るまでの間の眠気について、該当する数字をご記入ください。 　「-」…おおむね眠気を感じなかった　「1」…眠気があったが、起きていることができた 　「2」…会議中や授業中、暗い場所にいた時に、眠気が強く眠ってしまった 　「3」…起きていなくてはいけない状況や運転中にも眠ってしまった ⑧睡眠前の睡眠導入剤：処方されている睡眠剤を飲んでから眠った場合には、「○」をつけてください。 ⑨アルコール：午後〜寝る前にかけて（夕食時含む）アルコールを摂取した場合には、「○」をつけてください。

©この社会行動リズム表およびその書き方については奥山真司、目片隆宏、および藤田保健衛生大学精神医学教室が著作権を有します。許可無く改変・再配布・掲載することを禁じます。

図 2-4-2　社会行動リズム表（カラーリズム表）の書き方

［文献3）より引用］

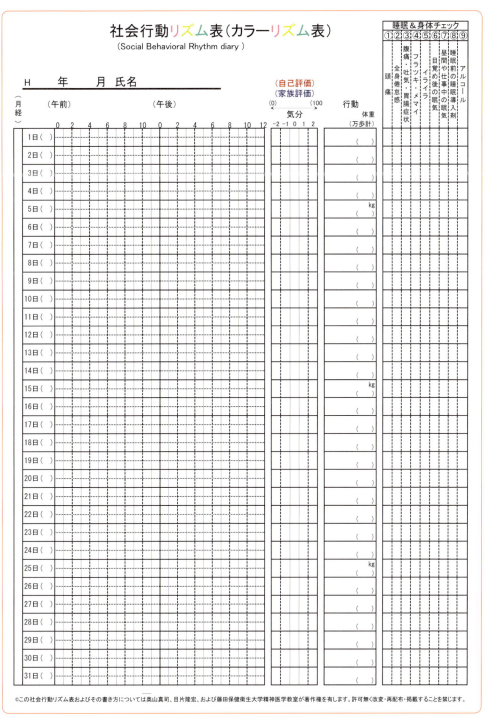

図 2-4-3　社会行動リズム表（カラーリズム表）

[文献3）より引用]

第2章 職場での対応──こうすれば支援できる

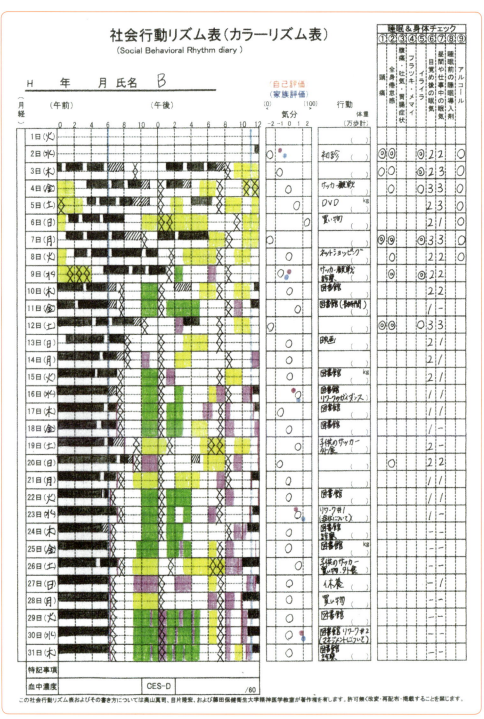

図 2-4-4 社会行動リズム表（カラーリズム表）：記入見本

［文献2）より改変引用］

E. 心理教育,モニタリングを受けた事例・受けなかった事例

　私たちが会社でよく目にする経過を仮想の2ケースにまとめてみました.わかりやすいように本人の目線となっています.双極性障害における心理教育とモニタリングの役割について理解を深めるのに役立てば幸いです.

事例紹介 ④

35歳の男性,事務職:心理教育,モニタリングを受けた事例

　生来活発で友達も多く,中学校,高校と成績は優秀で,高校では運動部のキャプテンとして頑張りました.地元の国立大学に進学し,卒業後は東京に本社を置く大企業に就職しました.入社2年目には「働き過ぎて体を壊して,朝起き上がれなくなった」ので,数日会社を休んだことがありました.でもその後はまたバリバリと働き順調に出世を重ね係長になり,自分を含め4人からなるチームのリーダーを任されました.その間に,結婚し,2人の子どもの父親となりました.

　仕事は順調でチームの業務は拡大を続け,上司の評価は良好でした.しかし,チームのメンバーの一人が突然,「めまいで1ヵ月の休養が必要」との診断書を提出して仕事を休むという出来事がありました.どうやら「仕事が多すぎる,変化も早いし,急に新しい仕事が増える.ついていけない」と言っていたようです.ここからスイッチが入ったように,休んでいるメンバーの分も自分でこなし,その上で新しい仕事も自ら提案し獲得,早朝から深夜まで働きました.自分では気づいていなかったのですが,仕事のスピードも猛烈に早くなり,会議では早口大声で話し,メンバーへの指示のメールは,早朝深夜にかかわらず,5秒と間をおかずに返ってくると噂になっていたようです.そのような調子で仕事をすることが1ヵ月ほど続きました.

　ある日,突然,頭の回転が止まってしまったような感じがして,仕事で判断を迫られても全く決断を下すことができなくなりました.やがて,夜中の2時に目が覚めてしまい,疲れが残り,悲しくてやりきれない気分で仕事へのやる気が全くわかなくなりました.職場に行くことができなくなり,無断で会社を休み,会社近くの公園で過ごしてしまいました.心配した部長が,家族に連絡をしました.心配した妻の説得でかかりつけの医院(内科)を受診しました.**「軽いうつ」**と告げられて,「軽いお薬を出しておきますから,しばらくの間,会社を休まれたらどうですか」と言われ**「1ヵ月の休養を要す」**との診断書が渡されました.じつは薬はほとんど服用しなかったのですが,1ヵ月自宅でのんびり過ごすうちにすっかり元気になったので,**復職可能の診断書を書いてもらい会社に戻りました**.

　休んでいる間に絶好調になり,今まで以上にバリバリと仕事が進み,「会社で俺にかなう者はいない!　やれない仕事はない!!」と思え,次々と企画書を部長に提出しびっくりされました.夜も寝なくても平気で,朝まで飲みに出かけたり,眠ることが惜しく感じられ徹夜で仕事をしたりしていました.ある日,取引先との会議で,自分の企画に意見を言った相手先の社長に「貴様!俺の提案を何だと思っているんだ!!」と持っていたペンを投げつけました.みんなが集まる騒

ぎとなり，取り押さえるようにされて駆けつけた妻に連れられて，精神科病院の隣に併設された
メンタルクリニックを受診しました．診察室で大声で「俺はおかしくない！！」と暴れ，**診察の末，
隣の病院に入院することになりました**．

　その後，「気分を整える薬と眠れる薬」を服用し病室で過ごすうちに1ヵ月ほどで落ち着いた
気分になりました．**「双極性障害です」**と告げられましたが，どのような病気かは正直よくわか
りませんでした．うつの一種だろうと思い，前回みたいにすぐに会社に戻ろうと思っていました．

　まもなく退院したのですが，主治医からは隣のメンタルクリニックに通いながら併設されたデ
イケアセンターでリワークプログラムを受けることを勧められました．気乗りはしなかったので
すが，休業中の援助について妻が相談に行った先の社会保険労務士からも，「プログラムを受け
ることにより，元通りに回復して活躍している人がいるので，試してみるとよい」と勧められ受
けてみることにしました．**1週間に4日間，朝から夕方までデイケアセンターで過ごし，1日は
主治医の診察を受けました**．約10人の患者さんと一緒に過ごしました．1日のプログラムは決まっ
ていました．最初の日に，病気についての簡単な講義がありました．症状や経過を知ると自分の
病気が少しだけ理解できた気になりました．**その頃の診察では，リズム表というものを渡されて，
睡眠の様子や日中の様子を色づけして書き込むことになりました**．その後，双極性障害は再発を
繰り返しやすく，繰り返すことにより，周りの人の信頼を失ったり，職を失ったり，自信や誇り
を失いがちであり，再発を繰り返すごとに，より繰り返しやすくなることを学びました．また，
再発には，少なからず誘因が認められ，（アルコールやカフェインをたくさん飲用する，あるいは，
薬を自己判断で服用するなどの）精神や気分を活性化する物質の摂取，（起床時間，食事，通勤・
通学や人に会うなどの）日中の日常行動のスケジュールの乱れ，（徹夜，夜更かしや昼夜逆転な
どの）睡眠・覚醒リズムの乱れ，（刺激的な人との交流，刺激的なイベントや困難だけれども意
欲をかきたてる課題などの）刺激的なことなどを誘因（きっかけ）として再発が起こることを知り，
それまで怠りがちだった**リズム表を毎日書き込むようにしました**．

　じつはプログラムの途中でも，前からチケットを購入していたサッカーの試合を遠く離れた町
まで観に行って，パブにも寄って夜中に帰宅した翌日から気分がとってもよくなって，デイケア
センターにユニホーム姿で行ったかと思うと，数日後には憂うつな気分になって診察に行けな
かったことがありました．主治医との診察で「きっかけとなるイベントと気分の変動」の関係に
ついて気づくように促されました．プログラムの中のミーティングの場で，他の患者さんの「家
族と一緒にリズム表を見ると再発のサインやきっかけに気づくことができてよい」という発表を
聞き，真剣に自分の様子をモニタリングするようになりました．予定のプログラムを終えて**まも
なく会社に戻れました**．

　戻ってからも**リズム表を書き込むことは続けています**．何かあってもひと呼吸おいて，きっか
けとなりそうなことは避け，規則正しい生活を送るようになり，安定した仕事ぶりとなり，職場
の人間関係も心なしかスムーズになりました．職場に戻って再発することなく2年が過ぎていま
す．しかし，**薬の服用とリズム表を書き込み夫婦で確認することは続けています**．

事例紹介 ⑤

35歳の男性，技術職：心理教育，モニタリングを受けていない事例

　生来活発で友達も多く，中学校，高校と成績は優秀で，東京の国立大学に進学しました．サークル活動やイベントで夜更かしを繰り返す毎日で「疲れ知らずの男」と評判でした．

　卒業後も東京に本社を置く大企業に就職しました．入社時から仕事が早くて「できる新人」と評判でした．入社2年目には「働き過ぎて体を壊して，朝起き上がれなくなった」ので，2週間ほど会社を休んだことがありました．そのときは，徹夜のイベントに出掛けてアルコールとドリップコーヒーと栄養ドリンクをしっかり飲み，元気が回復しました．その後も，バリバリと働き続けました．仕事は楽しくて仕方がありません．自分で企画して前向きに取り組みました．仕事の成果は評価されますが，ときどき，**突然憂うつな気分になり1週間ほど会社を休むことを繰り返**したので，出世は遅れ始めました．

　ネットで調べてメンタルクリニックにも通いました．**診察に時間がかからず睡眠薬を出してくれるクリニックで薬を手に入れて，ときどき服用していました**．とにかく画期的な企画を立てて猛烈に働くのですが，成果が出始めた頃に，憂うつな気分になり1〜2週間，ときには1ヵ月間休んでしまいます．そのため，迷惑をかけた周りの人とギスギスとした人間関係になり，孤立しがちでした．

　そこで，職場の人とは付き合わず，海外旅行や資格を取りにスクールに通うなど社外で活発に人付き合いをしました．憂うつな気分になったときは，アルコールと栄養ドリンクでしのぎます．「これさえあれば大丈夫！」という気分です．部長からは「新型うつ病には困ったものだ」とか「管理職には向かないな」と言われているようです．出世がすっかり遅れてしまい，同期の人からも置いていかれていることを考えると，最近は気分がふさぎます．憂うつなときには「いっそのこと，このまま消えてなくなってしまってもよいかな…」と思ったりもします．

　気づくと憂うつで休むことが頻繁になってきています．しかし，興味を抱く仕事やプライベートのイベントにのめり込むことはやめられません．「それらをやめるくらいなら自分じゃない！」と思ってしまいます．気分が乗ってくるとますます止まりません．**自分は病気なんだろうかと思うこともありますが，それを知りたいとも思いません**．もしも病気だとしたら，それは親のせいです．自分ではどうしようもありません！

　以上の2つのケースから，皆さんは，どのようなことを感じ取られたでしょうか？　双極性障害の方にとって心理教育とモニタリングが，いかに役立っているかをおわかりいただけたでしょうか？

F. 人事・労務担当者，上司，社会保険労務士の役割

　双極性障害の方の再発を防ぐためには，家族をはじめ会社（特に中小企業）の人事・労務担当者や上司や社会保険労務士など本人の周りの方からの適切な支援が重要です．双極性障害について正しく理解していただき，再発のきっかけを減らし，予兆に早く気づけるようになっていただけるとよいでしょう．

　上司は，すべての従業員の安全と健康に配慮しなければなりません．病的な状態にあり本人の健康が失われるときは，業務への配慮や出社を停止することも必要でしょうし，躁状態のときなど，周りの人の安全などにも気を配る必要があるでしょう．本人の同意を得た上で，家族あるいは主治医と連携することで，双極性障害の再発を防ぐことができます．

　双極性障害の方が，職場に戻ったときや働き続ける中で，職場の方の対応は，再発の予防とリハビリテーションの継続と成果を左右します．復職の際は，本人と家族の方あるいは人事・労務担当者や産業保健スタッフを交えて，一緒に話し合う場を設けられるとよいでしょう．職場でなければ気づけない警告サインがあります．

　中小企業では産業保健スタッフなどの専門スタッフがいないことが多く，社外の専門医などに限らず，気軽な相談相手として外部の社会保険労務士なども連携先の選択肢となるでしょう．社会保険労務士の方は，双極性障害を正しく理解し偏見を持たずに，元来有している社会福祉制度や社内の福利厚生制度や就労規則などの知見を適切に伝え，活用していただけるように患者本人と家族を支援していただけるとよいでしょう．

　心理教育とモニタリングは双極性障害の治療においてとても重要です．双極性障害の方が心理教育とモニタリングに前向きに取り組めるように，周りの人からも勧めていただければ幸いです．

●参考文献●

1) 日本うつ病学会ホームページ　睡眠・覚醒リズム表
　http://www.secretariat.ne.jp/jsmd/sokyoku/pdf/suimin_kakusei_rhythm.pdf
2) 奥山真司，他：うつ病リワークプログラムの続け方　スタッフのために，うつ病リワーク研究会編．p.18-19，南山堂，2011．
3) 藤田保健衛生大学医学部精神科睡眠外来　睡眠日誌（社会行動リズム表）（カラーリズム表）の書き方
　http://fujita-hu.ac.jp/~psychi/image/pdf/kakikata.pdf
4) Colom F, Vieta E：双極性障害の心理教育マニュアル（秋山剛，尾崎紀夫監訳）．医学書院，2012．

5 リワークプログラムによる支援

A. リワークプログラムにおける双極性障害

1 双極性障害の診断の難しさ

双極Ⅱ型障害の診察室内での診断が難しく，気分安定薬を使用しても治療が難渋することは臨床の現場ではほぼ常識となっています[1]．

メディカルケア虎ノ門（以下，当院）では2005年1月にリワークプログラム（以下，プログラム）を始めて13年目になります．プログラム利用者の症状は入院が必要なほど重いわけではないですが，休職と復職を繰り返している[2]という意味では社会的な予後としては難治です．

双極性障害では軽躁状態を見出すことが難しいといわれており，病気になってから双極性障害と診断されるまでに平均6年程度かかる[3]とも報告されていますが，プログラムは，確実に診断が下せる場です．デイケアでは1日あたり6～10時間，週に2～5日にわたり利用者の言動を観察しているので，スタッフの観察により軽躁状態の傾向のある利用者は容易にわかります．診察場面で本人と家族から語られる情報だけをもとに診断をしなければならない状況では，双極Ⅱ型障害や成人になって初めて気づかれる程度の発達障害はまず診断できないでしょう．

2 困難な双極性障害の診断への工夫

当院では，光トポグラフィ near-infrared spectroscopy（NIRS）[注1]装置を2014年1月から導入しました．従来では経験と勘によって選んでいた薬剤選択が，NIRSの結果により的確に選択できるようになってきています．

NIRSは図2-5-1に示すように健常パターン，うつ病パターン，双極パターン，統合失調症パターンの4パターンに分けられますが，その中間型も多いです．もちろん，NIRSの結果だけで診断するわけではありません[4]が，精神疾患への脆弱性やストレス耐性などを表していると考えれば，抗うつ薬，気分安定薬，非定型抗精神病薬の選択の確実性が高くなり，私の印象としては臨床にきわめて有用です．とりわけ双極パターンを示した例では，抗うつ薬を気分

注1）光トポグラフィとは，近赤外光を用いて脳の表面の血流の変化を測定する検査で，抑うつ症状がうつ病，統合失調症，双極性障害のいずれによるものかの鑑別診断の補助検査として用いられる．発達障害の診断には使用できない．私たちのプログラムでは自己分析レポート[4]で軽躁エピソードが語られて診断に至るケースが多い．

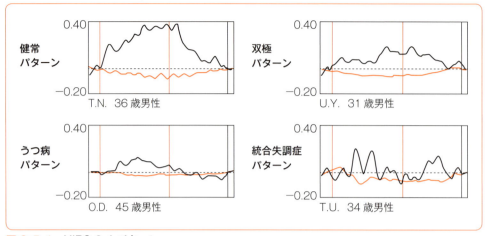

図 2-5-1　NIRS の 4 パターン

表 2-5-1　基礎調査における双極Ⅱ型障害の割合

年度	調査票送付数	回収数	回収率 %	人数	可能性あり人数	割合 %
2009	41	37	89.5	588	158	26.9
2010	88	63	71.6	700	155	22.1
2011	110	89	80.9	1404	398	28.3
2012	137	105	76.6	1790	496	27.7
2013	168	123	73.2	2232	659	29.5
2014	181	137	75.7	2445	788	32.2
2015	194	146	75.6	2585	706	27.3

［うつ病リワーク研究会調べ］

安定薬へと入れ替えることによりうつ状態をコントロールしやすくなります．

3　プログラム利用者中の双極性障害の割合とその予後

　うつ病リワーク協会（注：2017 年まではうつ病リワーク研究会．調査時期により名称が異なります）では毎年基礎調査を実施しています．2009 年から「双極Ⅱ型障害の可能性」について利用者ごとに設問を設けています．その結果を表 2-5-1 に示しますが，プログラム利用者における双極Ⅱ型障害の割合は利用者全体の 30% 内外と判明しました．プログラムを実施している医療機関では，双極性障害への認識がほぼ一定の認識で広まっており，その対策も取られていると思われます．この点に関しては後に触れます．
　当院のプログラム利用者でも双極Ⅱ型障害が 30〜40% を占めますが，発達障害の特性があ

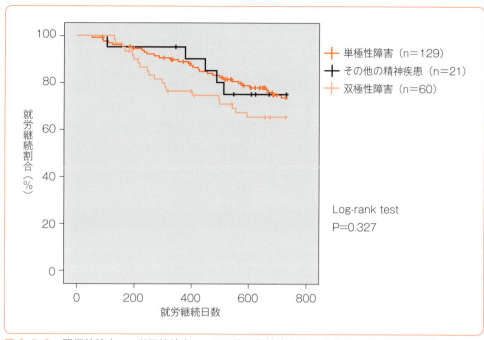

図 2-5-2　双極性障害 vs 単極性障害 vs その他の精神疾患の復職後の就労継続性の比較（n = 210）

［文献 8）より改変引用］

る人も 15〜20％を占め，両者の併存も高率で認められます．したがって，双極性障害を受け入れると必然的に発達障害の特性を視野に入れたプログラム運営が求められることになります．当院ではプログラム中に発達障害がある人を対象とした SSR（Social Skills Renovation）というプログラム[6]を週 2 コマ実施しています．その経験をもとに，2014（平成 26）年 9 月から成人の発達障害専門外来を始めました．詳細な病歴聴取とチェックリストを使用したスクリーニングを経て WAIS-Ⅲ（成人を対象とした知能検査で，全体的な知能のほかに，下位項目の得点を算出し，下位項目得点のバラツキをみる）を実施して確定診断を行います．併存症があればその治療も併せて行いますが，発達障害への薬物療法は根本的な治療ではなく，不安やうつを軽減する効果しかないため，それを補うために月 1 回の土曜日に 3 時間のショートケアでの発達障害の方のためのピアサポートグループ，「Monthly Com's（マンスリー・コムズ）」[7]を実施しています．毎回 70 名前後の方が参加しますが 9 割以上は通常雇用で働いている方々です．プログラムの前半は心理士によるテーマのレクチャーを行い，後半の小グループでのディスカッションではいろいろな気づきが得られます．

　プログラムではさまざまな復職後の予後に関する調査を行っています．復職後の就労継続を指標として予後をみた前向き調査[9]に関して，単極性障害に着目して比較したとき（図 2-5-2），双極性障害とその他の疾患を含めて比較したとき（図 2-5-3），いずれにおいても復職

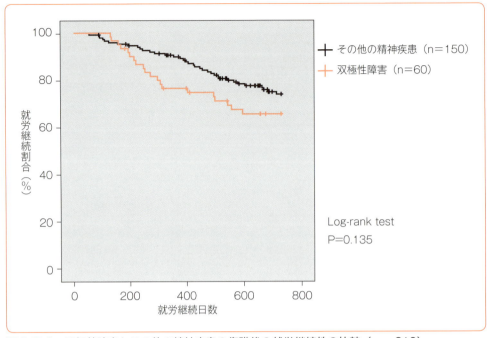

図 2-5-3 双極性障害とその他の精神疾患の復職後の就労継続性の比較（n＝210）

［文献8）より改変引用］

後の就労継続には有意差はみられず，双極性障害にもプログラムの治療的効果がみられます．

B. 双極性障害当事者の体験談

　筆者が主治医として10年間にわたって関わってきた双極Ⅱ型障害の患者の手記を紹介します．本人は自称文学青年で文章を書くことはもともと大好きでしたが，プログラム中に自伝を書きたいと申し出てA4で106枚の大作を書き上げました．察するに，彼は自伝を通じて今の自分の生き方を探ろうと考えていたと思います．それにしても106枚の大作をわずか1ヵ月足らずで書き上げるとは驚きました．そのときは軽躁状態であったのかもしれませんが，本人にはそんな自覚はないようでした．ひょっとするとこれが本来の状態だったのかもしれません．そんな矢先に，この原稿をお願いしました．その自伝をもとに縮小版をつくってもらったのが，ここに掲載する体験談です．内容に関して，筆者は全く手を入れておらず，彼が執筆した文章そのままです．なお，彼はその後2ヵ月間にわたる試し出勤を無事終了し，正式復職となって元気に働いています．

患者の手記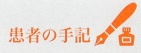

●自伝を書くということ●

　主治医から「患者の立場で自伝的なものを書いてみないか」と声をかけて頂いた時，私はとてもうれしかった．46歳．双極Ⅱ型障害（以下「BPⅡ」）．病歴10年．現在も休職中．患者として優等生とは言い難い．しかし私は，自分がステレオタイプではないBPⅡを書くことができ，それは必ず誰かの役に立つと信じている．主治医は「病気をきちんと把握すれば，病気のほうから退散していく」と言っていた．休職を繰り返しているのだから，私が自分の病気を把握しきっていないことは間違いない．とはいえ私は，今までもわからないなりにその時点でベストを尽くして家族と会話し，診察を受け，人事担当者に今後の見込みを説明してきた．この文章も同じように書き進めていきたい．

　ただ，「患者の立場で自伝的なものを書く」とは一筋縄ではいかないことだ．日記のダイジェストでは意味がない．第一，私は医学的には自分の病気を把握できない．昨年の秋，私は億劫感がやや強くなった．主治医は季節のせいだと言った．先生はよく季節の話をもちだす．春のせいだ．秋のせいだ．私はいつもはぐらかされたように感じてきた．私の病気はもっと精神的で高尚なもののはずだ．しかし，病歴10年目にして「すとん」と理解した．「季節は君達が思っている以上に体調に影響しているのだよ」．確かにそうだったなと実感した．患者の立場で書くとは，自分の病気と季節の関係を認めたがらなかった心境およびその末にたどり着いた「すとん」の感覚を伝えることなのだろう．

●発症時と1回目の休暇から復職●

　発症時の私は典型的な「うつの人」だった．わかりやすい原因があり，わかりやすい症状があった．いま振り返ると，あの時期は私の病人人生における「例外」だったともいえる．①月100時間を超える残業，②昇任，③異動，④職場の人間関係，⑤マンション購入，⑥家族関係．これらの出来事が一段落した時，私は体調不良に陥った．中途覚醒が日常的になり，起床時間まであと何時間，あと何分と数えながら，結局布団から出られず仕事を休んだ．「うつ状態につき1ヵ月の療養を要す」．診断書を読んで私は，自分の度重なる年休がオーソライズされたと感じた．私に降りかかった数々の出来事が，私を病気に陥れることができるほど悲劇的なものだったと胸を張った．私は1ヵ月のバカンスをあまりうしろめたく感じることなく，奇妙なほど楽観的に復職した．燃え尽き症候群から脱したという感覚である．私はピント外れに高揚していた．いま思えば，うつ状態に続く軽躁状態の出現だったようにも思うが，当時はそのようなことは思いもよらなかった．

　私は新婚旅行の遅れを取り戻すかのように働いた．誰からも頼まれていない業務改善にまで手を出した．しかし次第にあらゆる行動が上滑りしはじめ，うつ状態，再休職へと向

かっていった．典型的なパターンである．しかし，いま思うと，あの「最初の復職」はかけがえのない勝負所だった気がする．あの時の私は「再休職」とはなにか知らなかった．あのように雑念のない復職は二度と訪れないだろう．以後，私は「もはや病後ではない」と言えなくなった．

●休職2回目から復職●

　満身創痍になった私は「初めての再休職」に突入した．8ヵ月間の暗黒時代である．妻は生後間もない娘を連れて実家に帰った．私も実家に居候し，ときどき娘に会いに行っては泣いた．その一方，私はデイケア（復職支援プログラム）に参加し，ちょっとした興奮状態でもあった．さまざまな職業の，さまざまな人生を背負ってきた人達と出会い，第二の青春といった趣すらあった．幸か不幸か私はデイケアととても相性がよいのだ．私は支離滅裂だった．うつにはうつ特有の喜怒哀楽がある．私は家族や知人からうつ状態時のエピソードを聞かされると，穴があったら入りたいような気持ちになる．確かに私は非常につらい状況に置かれていた．しかしそれと同時に，徹頭徹尾自己中心的で他者への愛情と共感を見失っていたことも事実である．夜中にコーラが飲みたいと駄々をこね，育児で疲弊した妻を買い物に行かせた．私は苦しみつつも，どこか抜け目なく薄汚い人間だった．うつ状態から脱するとは，ようやく一人で風呂に入れるようになり，自分の苦しさと不潔さが洗い流されていくようなものだ（ただし，うつ状態時の記憶は洗い流されてほとんど残らないため，軽躁を抑える必要性が忘れがちになるという悪循環も生じる）．

　その後，私は「2回目の復職」を試みることになった．今回は「最初の復職」と同じ轍を踏むわけにはいかなかった．私は自分が配慮して欲しいことを過剰なまでに職場に伝えた．私は地方自治体の職員である．そして当時の私は，皮肉なことに自立支援医療費（精神通院）の事務を行っていた．私はこの事務をやりたくないと言った．席も替えて欲しいと訴えた．電話の音が嫌だといった．結局，私は上司の個室に臨時のブースを設けてもらった．すると今度は暇過ぎると言い出した．上司に「軽躁的に甘えていた」といった趣である．私は状況を把握できていなかった．正確にいえば，自分が状況を作り出せると勘違いしていた．

　その後，私は異動した．立ち上がったばかりの出先機関だった．出勤初日には各人のパソコンがダンボールの箱に入っているような状況だった．所長も含む職員全員が「新任」だった．私は自分のすべてがリセットされ，新たなチャンスが与えられたような気がして発奮した．私は仕事をする際，自分の頭で考え，行動することを好む．また，人とコミュニケーションをとるのも好きだ（この文章では猫をかぶっているが，実際には冗談を言っていることの方が多い）．そんな私が，混乱中の事務所で前例のない仕事を任せられれば，たとえ軽躁だったにせよ，そうでなかったにせよ，「軽躁的」に仕事に取り組むのは必至だった．

　当時の上司は次のように回想してくれている．「君が配属されてきた時，スゴイ奴が来

たと思った．病歴があるとは思えなかった．1ヵ月過ぎてから，少しずつおかしくなってきた．5月末に僕が『相手と交渉に行く時はあまり前のめりにならないで，もう少し話を詰めてからの方がいいぞ』と言ったのを覚えているかな？ あんな風に言うべきではなかったかもしれない．でも，とにかく，がんばれとか，がんばるなとか，そうとしか言えないからそう言っているだけなんだ』．私にとってこの言葉は宝物だ．発症後，私は何度もこのような「そうしか言えないからそう言っている」言葉をかけてもらった．私にはBPⅡをきっかけに築かれた強い人間関係がたくさんある．そしてこのような時に私は，（いい気なものだと思われるかもしれないが）自分はBPⅡの醍醐味を味わっているような気がする．

●3回目の休職から復職まで：双極Ⅱ型との対峙●

結局のところ私はなにひとつリセットされていなかった．私は堅気になろうとしてもなれないヤクザ者のように同じ過ちを犯し，再々休職した．私にとって最長となる2年間の収監である．

この頃，リチウムが処方された．私は自分の状態をBPⅡという観点から捉えなおすことになった．私はまず，軽躁という概念にアンビバレンツな感情を抱いた．①軽躁は日常生活に支障がない程度にハイであるという意味で，魅力的で可能性に満ちている．②「気分の波を抑える」という言い方で，かけがえのない自分の能力が病気に結びつけられ貶められた．自分が自分らしく幸せになることを抑えろと言われた．

一方，この困惑は私の病気に対するスタンスを受動的なものから能動的なものに変える契機にもなった．私は自分にとって軽躁とはなにかという抽象的な問いに没頭し始めた．軽躁という概念には解釈の余地がたくさんある．

文学青年くずれの私は徐々にBPⅡが「自分好みの病気」であることに気づいてきた．気分の波とはなにか？ 軽躁とは程度問題なのか？ 軽躁の本質は軽いことではなく，見つけにくいことなのかもしれない．BPⅡはあらゆる行為，あらゆる思考に隠れている可能性がある．BPⅡとは生き方そのものの問題なのだ．私はBPⅡとともに生きるということを理解し始めた．そのせいもあってか，私はその後，決定的なうつ状態，軽躁状態には陥っていない．しかし，ここにきて私のBPⅡは新たな局面を迎える．「症状は軽減しているのに仕事が続けられない」という事態だ．

●3回目の復職後：軽うつ状態への認識●

2年間の病休の後，私は理解ある上司のもと，企画調整部門の業務を手伝わせてもらえた．自分好みの仕事だ．その結果，約2年半，病休を取得することなく勤務することができた．発症以来，最長不倒の勤務期間である．

一方で，2～3ヵ月に1回ほど「疲労」を理由に週単位の年休を取得していた．冷静に

考えれば，仕事を休むほどの疲労が週単位で続くのは異常である．気分がそれほど沈み込んでいなかったので当時は認めたがらなかったが，軽うつ状態の身体症状だったと考えるのが自然だろう．対策が必要だった．しかし，私は刺激や変化を好む一方，刺激や変化を維持したいという意味で極めて保守的だ．刺激や変化がないと力が出ない．充実感が得られない．軽躁は一番茶々を入れられたくないところに潜んでいる．私はこの時期，自分がなかなか「病気離れ」できないことを歯がゆく感じていた．こんなに自分好みの環境なのに，もう1ステップ先に進もうとすると必ずダウンしてしまう．私は自分が心の中のどこかでBPⅡに対する未練を抱いているような気すらしてきた．

ちなみに，私が胸を張って「楽しいことが楽しめなかった」と言えるのは，発症後10年間のうち半年もないと思う．そうして，残りの「9年6月＝10年−6月」が問題なのだ．この期間をどのように解釈すべきなのか．私は仮病かもしれない．私は仮病と思われているかもしれない．私は自分が仮病でないことを立証できない．

私は本質的に脆弱だった．発症時を外傷骨折に例えるなら，私は疲労骨折しやすい体質に経年劣化していた．私は2年半勤務した後，些細な体調不良を理由に病休を取得した．あれは私にとって最も悔やまれる病休である．確かに病休直前，私は関係者との打ち合わせや現場確認に飛びまわっていた．娘が小学校に入学して感無量だった．しかし，少しクールダウンすれば済む話だった．いつもの疲労による年休となんら変わらない状況だった．事実，私はすぐに復調し，3ヵ月であっさりと復職した．とはいえ，年休と病休では服務上の重みは全く異なる．かつて悲劇的な葛藤の末にバーンアウトした人間が，今回はあっさりと白旗を掲げた．再発を繰り返すたびに病休のハードルは下がってきた．私は仕事にしがみつけなくなってきた．私は真っ当な社会人なら理解できない「病休慣れ」という境地に達してしまった．これが軽症の長期化の成れの果てである．

● **降任という対策** ●

私は自分のためにも対外的にもけじめをつける必要があると思った．私は平社員になることにした．「希望降任」である．職場における負担を最低限に減らし，なりふりかまわず継続勤務を最優先することにした．相談した上司や先輩達は賛成反対の立場を問わず，時として目に涙を浮かべながら，率直な意見を述べてくれた．しかし，私には希望降任以外に論理的な行動が思い浮かばなかった．私はあの時の判断を後悔していない．劇薬であることは百も承知だった．当時の私は，自分を取り巻く世界がもぐら叩きの様相を呈し始めてきたことを感じていた．だから環境を整理したかった．私は自分の観念が加速する一方で結論に辿りつかないことに苦しんでいた．だから，とにもかくにも具体的な行動をとってみたかった．しかし，再休職防止策としての降任は失敗した．

私は「BPⅡの二次災害」というステージに進んでいたのだ．二次災害とはBPⅡの症状に苦しむことではなく，「BPⅡになってしまったことから生じるストレス」によって常に

脆弱な状態にいることだ．私はなにをしても，なにを見てもそれをBPⅡと結びつける習慣をつけてしまった．私は平社員の業務として給湯室で来客の茶碗を洗う．その時，私は心穏やかではいられない．同期の出世も知りたくない．街を闊歩するビジネスマンだって見たくない．極端なことを言えば活気に満ちたテレビだって観たくない．織り込み済みだったとはいえ降任がもたらしたのは（少なくとも短期的には）強い屈辱感だけだった．当時の私は降任したメリットを活かせなかったのだ．

●4回目の休職から現在●

結局，私は再休職した．BPⅡの二次災害の重みに耐えきれなかったのだ．しかし，休職すれば二次災害を感じる機会は少なくなるから，体調はあっという間に回復してしまう．その一方，復職後に待ち受けている二次災害は間違いなく増加している．この悪循環．この状態は一体なんなのだろう．

最近私は自分の中で躁とうつが常に共存しているのを感じる（私はこの状態を混合状態と呼んでいるが，あくまで素人考えである）．

私のBPⅡは刻々と移り変わる環境に対して律儀に反応する．時として躁的に，時としてうつ的に，時としてその合わせ技で最善を尽くす．最初のうち私は自分がBPⅡを操っているような気えすする．しかし次第に私は自分の気分・思考・行動における躁的成分とうつ的成分のせめぎ合いに振りまわされてくる．私はアウト・オブ・コントロールな状態に陥る．ちなみに躁とうつの本質は同じだと思う．スタート地点（理由）がない．そしてゴール（目的）がない．方向が違うだけだ．混合状態時の私はなにかが引き裂かれるのをつなぎとめる存在でしかなく，しかし，自分がなにを守っているのかはわからない．私はエキセントリックかつ凡庸になっていく．なお，混合状態になると私は他者に対して過剰に本音を発する傾向がある．躁やうつ状態の時には意外と「演技」することができる．言い換えれば，混合状態に陥った時だけ，私は厳しい現実と直面している気がする．

●これから：BPⅡを退治する●

さて，最初に書いたとおり，私は現在病休中である．私はデイケアのスタッフとの会話を思い出す．「『もはや自分は治っている』という前提で物事を考えてみたらどうなるかな？あと1ピース揃えばパズルが完成する．今はそれまでの『つなぎ』だと考えてみたら，世界が違って見えないかな？」．

確かに，私の「時間」は，①どうして発症してしまったのか？（過去），②まだ治っていない（現在），③治るだろうか？（未来）の3種に硬直化している．しかし実際は休職のたびに事情が異なり，体調も変化し，そもそも10歳年をとった．私はそれらの変化を受け入れることで，硬直化した時間から抜け出し，自分がなにかに向けた「つなぎ」の期間にいるという至極まっとうな感覚を取り戻せるかもしれない．

> 　最近よく思うのだが，私は休職中だからといって生活すべての局面において「おやすみモード」に入ることは許されない．娘はもうすぐ小学高学年．これからは介護の問題も生じるだろう．私の人生には病気のせいにはできない待ったなしのことがあり，それらはますます増えていく．
>
> 　そもそも，BPⅡから治るとはどういう意味なのだろうか？私はBPⅡを抱えつつ人生というより大きなステージで生きている．それを見失うこと，それこそがBPⅡの末期症状なのだと思う．逆を言えば，人生の全体像を見失わなければBPⅡに負けていないことになるはずだ．
>
> 　先日，上司に無理を言って娘を職場に連れて行った．休みがちな父親に対して怪訝な思いを抱いている様子だったので，アリバイ的に連れて行ったのだ．娘はほっとした顔をしていた．
>
> 　病気に損なわれていない自分がいる．そして，病気に損なわれていない自分が日々他者と出会っている．私は自分の人生が病気によって捻じ曲げられたとは考えていない．むしろデフォルメされた．人生の喜び，悲しみがデフォルメされた．だから私は自分が人生をより濃厚かつきめ細かく味わうことのできる能力を得たはずだと信じている．
>
> 　なお，デイケアで出会ったBPⅡの仲間たちの多くは魅力的で，妙に「ネアカ」である．私は自分に「気分の波」があるのだとしたら，それが「明るい音」を立てていることを強く願う．最後の1ピースを探し続ける力を失わないことを強く祈る．
>
> 　私にはモットーがある．「自然に　きれいに　ユーモアをもって」．このモットーを忘れず，BPⅡの外にもう一歩踏み出してみたい．

C. プログラムにおける双極性障害への支援

　かつてはうつ病がプログラムの中心的な利用者層であると考えていましたが，非定型うつ病ばかりでなく双極性障害や発達障害もその中心的な利用者層を形成していることがわかってきました．個々の構成プログラムで双極性障害を独立したグループとしてプログラムを実施することは可能です．しかしながら，双極性障害に焦点を当ててプログラムを実施することに関しては，メリットとデメリットがあり，個別的な対応で双極性障害の患者を支援する方法もあります．

1　双極性障害のためのプログラム化

　双極性障害の患者だけを集めてグループ療法[10]として実施している医療機関の数は少ないです．参加メンバーを固定して双極性障害患者だけの集団をつくることは，かなり多くの利用

者がいるプログラムでないと維持できないことから，通常はいろいろな診断のメンバーが出入りする形での開催となります．グループに入るためには本人が自分の疾患を理解していることが必要であることから，診断が確定していない利用者は対象とならず，グループへの導入の時期も限定され，どの時期で療法に導入するかは微妙な判断になります．このため，双極性障害を対象としたプログラムを維持し続けることはなかなか困難であり，双極性障害のためのプログラム実施には消極的な医療機関が多いのです[1]．

2 双極性障害への個別的な対応

双極性障害はプログラム利用者の30％程度はいると考えれば，特別な疾患と捉えないで，利用者個人に対する通常の個別的な対応を行うことも考えられます．教育プログラムである疾病教育では「抑うつ状態」を呈する疾患としてうつ病をはじめとして，双極性障害や発達障害を取り上げることができます．教育されれば利用者もうつ病ばかりではない仲間がいても，違和感なく毎日のプログラムを受けることが可能となり，むしろ病気の違いを受け入れることによって自分の病気の位置づけが明確になります．ただし，明確な診断がなされ，利用者自身がその診断を理解していることが前提です．

たとえば図2-5-4～6に示すメディカルケア虎ノ門のプログラムでは，主治医との間で実施する自己分析[5]において双極性障害が判明した場合，バイポーラーワークブック[11]を自己学習してもらい，大切な点や自分にとって役立つことをレポートにまとめてもらうようにしています．気分の波のモニタリングを自分なりの項目を用いて実施し，それを復職後も継続するよう促します．そしてさらに段階が上がり集団プログラムが始まると，過活動がしばしばみられるようになりますが，その点をスタッフが指摘して治療的に介入します．そこで役立つのがセルフモニタリングであり，自己分析による自己の課題への気づきです．軽躁状態を捉えて自己の行動をコントロールすることにより，引き続き出現するかもしれない抑うつ状態を予防します．

プログラム中に症状が変化することは，スタッフが介入するチャンスです．テンションが上がり，休日の過ごし方が過活動となり，生活リズムを崩すような状況はよくみられます．このようなときにスタッフや主治医は，過活動と気分の変化の関連や，本人の課題を指摘して適切な対処方法についてアドバイスします．

現代では，多少無理をしてでもよい結果を出すことが重要とされており，復職後に無理をせずに業務が続けられる会社の状況は普通ありません．職場結合性うつ病（職場での働き方がうつ病の発症に強く影響しているうつ病）[12]と加藤によって報告されている一群の双極性障害患者は，共通の課題が大きいようです．すなわち，軽躁状態は本人にとっては調子のよい時期と感じられ，軽躁と気づきにくいのです．このためには普段からのモニタリング[注2]が重要で

注2）自分の体調を認識することをモニタリングという．「モニターする項目を選ぶ」とは，自分の体調のどういうところに気をつけるかを考えることをいう．

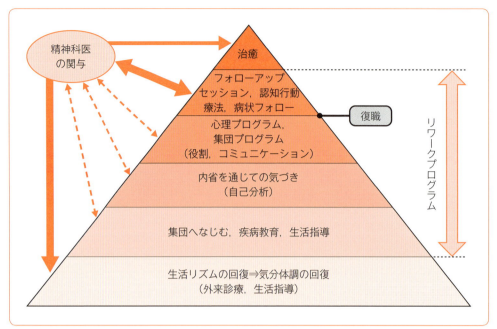

図 2-5-4 リワークプログラムの治療構造

[文献9）より引用]

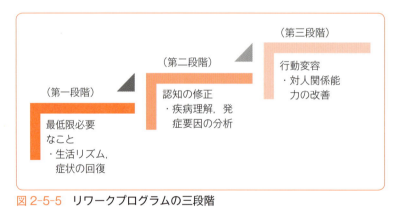

図 2-5-5 リワークプログラムの三段階

[文献9）より改変引用]

あり，モニターする項目も自分にとって有効な項目を選ぶ必要があり，必然的に自己の疾患について直面化[注3)]します．その結果，働き方についての考えを大きく変えていく利用者もいますが，うつ状態の予防には実際の行動を変化させることが求められます．このためプログラム中でも個別の対応が必要不可欠です．

注3)「自己の疾患について直面化する」とは，自分が病気であるという事実を認め，自分の病気と向き合うことをいう．

> - 週2～3回安定して参加でき，病状が比較的安定したレベルとなったことを確認する
> - オフィスワークの時間に休職に至った原因・誘因の分析をさせ，文章化して主治医に提出させる
>   目的：再休職を防止するために，今回までの休職に至るプロセスを振り返り，その要因を抽出する．そして，このようなストレスを与えても病状が変化しないことを確認する
>   分析の要点：①初発時からの症状の変化と休職までのプロセス，②自分を取り巻く環境要因の変化，③環境の変化に対し影響を受けた自分側の要因，について分析する
> - A4で1～50枚，ときには年表や図表付きのレポートを書かせる
> - 主治医とディスカッション，1～2回の追加や書き直しさせる

図2-5-6　リワーク・スクールで行う自己分析

［文献5）より改変引用］

　プログラム中にしっかりと自己分析し，復職後の対処行動も考えている例でも，いったん復職して職場に戻るとなかなか継続できず，半年，1年と年月を経るうちにモニタリングもやめてしまい，昔の働き方に戻り再燃して再休職に至る例もまれではありません．したがって，双極性障害に特化したプログラムは休職中ではなく，復職後にしっかりと受けるとより高い効果が期待できると思われます．

D. 双極性障害者の家族へのサポート

　プログラムの有利な点の一つは，家族へのサポートが可能なことです．うつ病リワーク研究会の最新の基礎調査の結果からは15%の施設で家族への支援が実施されています．家族がプログラムを探して来院する場合も多く，本人と同様に家族を支援することが復職後の安定した就労につながると期待できます．ここでは私たちの経験に基づいて，双極性障害の家族における特異な点や注意点を述べます．

1　サポート・カレッジの始まりと変遷

　当院では，2005年にプログラム開設するのとほぼ同時[13]に，プログラムを利用中の方もしくはプログラムを利用したことのある方のご家族，ご友人を対象とした家族教育，家族同士の交流会である「サポート・カレッジ」を開始しました．これまでもこの支援は続いてきていますが，プログラムを利用する患者層が変化するとともに，家族の特徴も変化してきたように感じています．今回は，そういった当院の家族支援の変遷とともに，双極性障害を抱える患者の家族にみられる特徴と家族支援の在り方について考えてみたいと思います．

　開設当初から2011年までは，「うつ病について，リワークプログラムについて」「接し方Part1（傾聴）」「接し方Part2（アサーション）」という3つのテーマを1クールとして行っ

ていました．前半はプログラムのスタッフが講義を行い，後半はお茶を飲みながらご家族同士の交流会という形式で実施しています．日頃，周囲の人には話しにくい患者の病気に対する不安，心配，不満，苦しさなどをご家族の方々に自由に話す場を提供し，家族同士の支え合いの効果も狙っていました．参加者数は，1回あたり5～10名程度の少人数で1～2グループでゆったりとした雰囲気で行っていましたが，参加者の人数にばらつきがあり，なかなか人数が集まらないという現状があり，一度，家族のニーズを探るためのアンケートを実施し，内容の見直しを行うこととなりました．

2 家族へのアンケート

プログラムを利用している患者の家族に対して，アンケート調査を行ったところ，患者の家族は，①自責，無力感，②不満，苛立ち，といった感情を抱きやすく，③家族自身の気分の落ち込みや体調の変化，外出機会の制限など生活の楽しみの減少などの変化を感じているということが明らかになりました．

その後，アンケート結果をもとに，プログラムを利用している患者に双極Ⅱ型障害の方や発達障害の傾向のある方が増えてきたことを考慮し，家族の関心が高いテーマを盛り込み，月1回の頻度で全9回1クールという構成に変更しました．各回のテーマは，①「気分障害の特徴と上手な治療の受け方」，②「双極性障害」，③「治療上の家族の役割」，④「お酒が治療に及ぼす影響」，⑤「プログラムの内容と施設見学」，⑥「発達障害」，⑦「復職後の実際」，⑧「家族自身のメンタルヘルス」，⑨「利用できる制度」の9テーマとしました．前半に各回のテーマについてパワーポイントを用いた講義を実施し，休憩をはさんで，後半は以前と同様に，お茶を飲みながらゆったりとした雰囲気で行うご家族同士のフリートークとしています．

3 双極性障害・発達障害の利用者の家族

プログラムの利用者に双極性障害や発達障害の患者が増えてきたこともあり，「双極性障害」と「発達障害」に関するテーマを追加したこと，患者を支える家族自身が身体的，精神的な不調を感じることが増加し，生活の楽しみの減少などの訴えがあったことから「家族自身のメンタルヘルス」を追加しました．なお，「発達障害」に関しては，当院で発達障害の専門外来を開始した後，2014年からはプログラムを利用していない一般の外来患者の家族友人も参加できるように対象の枠を広げました．従来は，広い概念での「気分障害」や「うつ病」という表現での募集であったため，それほど家族のグループに共通した際立った特徴はあまり見当たりませんでしたが，ピンポイントで疾患に関するテーマを設定すると，その疾患を抱える家族が集まり，それぞれの家族の特性がみえてきました．

まず，参加される家族は，患者の配偶者もしくは親です．双極性障害の患者の家族の場合，親は患者本人と似たような傾向を持つことが多く，双極性障害の既往はないものの，非常に活発に質問や発言をするような方が多く，講義を受けると「自分にも似たような傾向がある」と

いう感想を持つケースが多いです．親という立場に加え，親自身も似たような傾向があることも手伝ってか，親は患者本人の逸脱行動に対しては寛容な印象があります．これに対して，配偶者の場合は，病気の症状とはいえ，軽躁状態のときの浪費・散財，暴言，強い苛立ち，横柄な態度などに対する怒りや不満を抱えているケースが多いです．こういった躁状態のときに，夫婦喧嘩を繰り返し，夫婦関係が悪化しているケースも多く見受けられます．また，当院を受診するまでに，軽躁病相とうつ病相を繰り返し，すでに複数回の休職歴がある方も多くおり，近づいてくる休職期限への不安や経済面の不安を抱えることも多く，そういった事情も前述の不満を増幅させているようです．

4 親と配偶者のグループ分け

親と配偶者を同じグループにすると，患者の症状への受け止め方の乖離が大きく，お互いに共感し合うことができず，配偶者側が日ごろ抱える怒りや不満，家族の将来への不安を話しづらい状況をつくってしまう印象がありました．そのため，配偶者同士のグループと親同士のグループに分けるようにしたところ，非常に共感性，凝集性が高まりました．特に，配偶者同士のグループでは，帰りに一緒に喫茶店に立ち寄って話をしたり，サポート・カレッジ以外の場での交流が持たれたりと，1年間の受講が終わった後も関係が続いているケースが多く見受けられました．配偶者が患者に対するネガティブな感情を吐き出す場がいかに少なく，共感が得られにくいのかを反映しているように感じられます．

2014年9月に当院では発達障害の専門外来を開設することとなり，それに伴い，当院の外来に通院中のご家族も受けることができるようになりました．発達障害の専門外来では，本人が困って受診をするケースよりも，周囲の人々，主に家族が困って本人に受診を勧めるケースが多いです．外来患者の家族でサポート・カレッジへ参加するケースのほとんどは発達障害の方の家族でした．気分障害を抱える患者の家族のグループに発達障害を抱える患者の家族が入り込むと，気分障害を抱える患者の家族のグループの方が多勢であるにもかかわらず，少数派の発達障害の家族が機関銃のように日ごろの不満を話し続けてしまい，気分障害を抱える患者の家族が圧倒されてしまう，という現象が観察されました．気分障害を抱える患者家族は，発達障害への知識がない場合が多いです．それゆえに，発達障害を抱える患者の家族が激しく訴える日常の困り事がなぜ起きているのか理解しがたく，ほとんど共感できません．そのため，フリートークのグループ分けをする際には，発達障害を抱える患者の家族のグループ（可能であれば，親と配偶者を分ける）と，気分障害を抱える患者家族のグループ（配偶者のみ），気分障害を抱える患者の家族のグループ（親のみ）という分類をするように心掛けるようにしたところ，各グループの共感性，凝集性が高まりました．発達障害を抱える患者の家族のグループでは，（やや一方的な話になってしまう場面も見受けられましたが）詳しく語らずとも，お互いの訴えを理解し，深く共感し合うことができていました．

こういった経緯と，当院の発達障害専門外来や発達障害専門プログラムの利用者が増加傾向

にあったという流れがあり，2017年からは，プログラムを利用している患者の家族の集まりである「サポート・カレッジ」とは別に，発達障害を抱える患者のご家族の方に向けたプログラム「マンスリーコムズ・サポート」を新設することになりました．プログラムに参加されている発達障害を抱えるご家族は，両方のプログラムに参加することが可能となっています．

5　双極性障害に関する講義の内容

双極性障害に関する講義では，① 双極性障害とは，② 躁状態とうつ状態の症状（混合状態も含む），③ 薬物治療について，④ 家族にできること，関わり方，⑤ 質疑応答，という流れで話を進めていきます．全体として，双極性障害の診断，治療，症状の出方についての概要を学んでもらいます．プログラムに参加後に，単極性うつ病から双極Ⅱ型障害に診断が変更となったケースが少なくないことから，正しい診断を行うことの重要性や，双極性障害は再発しやすい病気であること，症状が安定した後も薬物治療を継続する必要があることを理解してもらいます．④ 家族にできること，関わり方の部分では，本人自身では気づきにくい躁状態やうつ状態の症状の「予兆」に気づき，本人へフィードバックしてもらうことを勧めています．これは特に，躁症状の場合，本人は調子がよいと受け止めてしまい，主治医へ報告できないことが多く，処方調整などの対応が遅れてしまうケースが見受けられるためです．

プログラムの中でも，バイポーラーワークブックなどをもとに，患者本人が各症状の予兆について自己分析を行います．その内容について家族へ説明し，予兆がみられた場合は，家族から患者本人へフィードバックしてもらうようお願いする，という方法を勧めています．特に，躁症状が出ているときには，本人自身が気づかないだけでなく，こういった取り決めなしに家族がフィードバックを行ったとしても，患者本人が受け入れないことが多くみられ，こういった形で，患者本人が家族に協力を求めるという方法を取り，躁症状が出たときに早めに気づくことができれば，患者側の受入れは比較的良好であると感じています．こういったプログラムでの取り組みについても，サポート・カレッジの場で紹介し，患者本人と家族が話し合うきっかけをつくるようにしています．

家族からの質問として多くあげられる患者本人への接し方に関しては，申込時に質問を記入してもらい，講義の話の中で触れていくとともに，最後の質疑応答の場面で，担当スタッフが個別の質問に答えます．こういった場面で，普段スタッフにはみせない患者の一面に関しての情報が得られることも少なくありません．家族の訴えも，患者の訴えと同じくらい慎重に受け止める必要があります．また，双極性障害の治療期間（服薬期間）が長期にわたることから「治らない病気なのか」「子どもに遺伝するのか」などの質問も多く受けます．こういった質問の背景にある家族が抱える不安をくみ取り，一般論だけでなく，個別的な回答ができるよう心掛けています．非常に込み入った事情があるケースでは，休憩時間やプログラム終了後の時間を使い，短時間ではありますが，個別に面談することもあります．双極性障害という共通項があるとはいえ，家族の置かれている状況はさまざまであるため，最終的には，こういった個別的

な支援が必要となります．継続的な支援が必要な場合には，外来で主治医が行っている「家族相談（自費診療）」を勧めています．「家族相談」では，患者本人の同意が必要であるため，躁状態のときなど，逸脱行動がみられ，本人が同意しないが主治医に伝えたいという場合には，主治医宛に手紙を書き情報提供を行うなど，具体的な方法についてアドバイスすることもあります．双極性障害を抱える患者の家族は，患者の抵抗にあいながら，適切な治療が受けられるように対応しなければならないので，家族自身が心労のために倒れたり，家族が患者から離れていってしまうことがないように，医療機関側の個別的な支援は非常に重要です．

E. プログラムにおける双極性患者の主治医の役割

　プログラムを実施している医療機関に主治医がいる場合と，他院から紹介されてプログラムのみ利用する場合とでは，主治医の役割に大きな違いがありますが，復職後の就労予後は主治医の腕にかかっているといっても過言ではありません．

　当院のようにプログラム利用にあたって転院を必須の条件としている医療機関は全体の15％程度です．プログラム提供機関に主治医がいるとスタッフとの連絡が密に取れるため，復職後も主治医が変わらず治療を行うのでプログラム中に得られた知見を十分に生かすことができ，スタッフのストレスも少なくなります．このため，プログラムを実施している医療機関としては，できれば少なくともプログラム利用中は主治医をプログラム実施機関の医師に変更してほしいというのが本音でしょう．しかし，地域における医療機関同士の関係性などに配慮すると，他院の患者を受け入れているプログラム実施機関としては主治医の変更にはハードルの高さを感じていることも事実です．

1　プログラム中の主治医の役割

　プログラム中の主治医の役割は診断を確定し，復職可能な病状の安定を維持する治療を行うことです．うつ状態だけが目立ち反復性うつ病と診断されていた利用者が双極性障害へと診断が変更されると，薬物の変更も必要になります．プログラム実施機関に主治医がいれば，スタッフからの報告や診療の中で情報を得て対応できます．

　主治医が他院にいる場合には，プログラム中に得られた情報の共有がきわめて重要となります．双極性障害においてプログラム中に軽躁状態が現れて診断が変わる際，他院の主治医はその現場をみているわけではありません．診察室内の様子しかみていない主治医が，プログラム中の様子で軽躁状態がみられたと報告されても，にわかには信じられない場合もあるでしょう．プログラム実施機関の医師やスタッフが情報を提供しても，主治医として受け入れることが困難であると，結果的に患者が不利益を被ることにもなりかねません．したがって，十分な情報の共有ができない場合には，プログラム実施機関への主治医の変更について検討せざるを得ません．

2 復職時の主治医の役割

復職時には復職可能である旨の診断書の発行を会社は必ず求めます．その理由は，会社としては休職せよとの診断書を受けて休務を命じているので，それを解除する必要があるからです．

2008〜2009（平成20〜21）年にかけて私たちは，精神科診療所および精神科病院で勤務する常勤精神科医を対象として，「うつ病」で休職する患者の復職に関するアンケート調査[14),15)]を実施しました．その結果，表2-5-2に示すように回答した2500人以上の精神科医の50％以上が，"復職の判断が難しく再休職が多い"と回答していました．

このような現実を受け，2012（平成24）年7月には厚生労働省の"職場復帰への指針"[16)]では，主治医から提出される診断書の注意点として，「現状では，主治医による診断書の内容は，病状の回復程度によって職場復帰の可能性を判断していることが多く，それはただちにその職場で求められる業務遂行能力まで回復しているか否かの判断とは限らないことにも留意すべき」とし，「労働者や家族の希望が含まれている場合もあります．そのため，主治医の判断と職場で必要とされる業務遂行能力の内容等について，産業医等が精査した上で採るべき対応について判断し，意見を述べることが重要」とされました．これらを背景として「抑うつ状態」を呈し休職した患者の復職を最終目標とした「リワークプログラム」[17)]が開発され，現在では全国200以上の医療機関（以下，治療機関）で実施されています．

職場の産業医や産業保健スタッフと復職時の主治医との連携も重要です．プログラム利用中の評価は復職判定に重要な意味を持ちますが，施設外に主治医がいる場合には情報提供が手薄になりがちなので，会社とプログラム提供機関のスタッフや医師との連携が求められます．うつ病リワーク研究会の調査研究[18)]によると，復職時の連携が必要な例は主に双極性障害や発達障害の事例と思われます．

3 復職後の主治医の役割

復職はあくまでもスタート地点であり，本番は復職後です．プログラムのスタッフや仲間から離れ，一人で復職後のプロセスを歩んでいくことになります．そのような場合の支援として，

表2-5-2 主治医が感じる，「うつ病休職者の復職時や復職後に困ること」

	精神科診療所 (358名うち350名回答)		精神科病院 (2,174名うち2,154名回答)	
復職可能な状態かの判断が難しく迷うことが多い	193	(55.1%)	1,143	(53.1%)
復職しても短期間で再休職することが多い	185	(52.9%)	1,246	(57.8%)
不十分な回復状態だが，本人や家族から強い復職の希望があり，対応に困る	172	(49.1%)	701	(32.5%)

［文献13)より引用］

プログラムが終了後にフォローアップのためのプログラムを設けているプログラム提供機関もあるので積極的に利用することが望まれます．復職直後に急激な環境の変化に曝されうつが悪化することもあり，その予防にもなります．フォローアッププログラムには復職後の職場での悩みや困り事を相談する場としてのセルフヘルプグループ的な要素もあり，相談に乗ってもらった安心感ばかりではなく，逆に自分が他の人の相談に乗れたという自信や参加者の成長にもつながり，その結果として再休職も減るものと思われます．

プログラムである程度のストレスはかけられても，復職後のストレスとはレベルが違います．復職直後には業務制限がかけられていても，半年から1年のうちには解除となり休職前の働き方を求められるようになります．復職後の再休職予防は主治医の主要な役割であり，業務負荷と体調の関連をみながら治療を続けていきます．

● **参考文献** ●

1) 徳倉達也，尾崎紀夫：リワークプログラムにおける双極性障害の扱い．臨床精神医学，41（11）：1535-1542，2012．
2) 五十嵐良雄，大木洋子：リワークプログラムの治療的要素およびその効果研究．産業ストレス研究，19（3）：207-216，2012．
3) Hirschfeld RM, Lewis L, Vornik LA：J Clin Psychiatry, 64（2）：161-174, 2003.
4) 福田正人，須田真史，亀山正樹，他：精神疾患におけるNIRSの意義．精神疾患とNIRS．p.40-51，中山書店，2009．
5) 五十嵐良雄：職場復帰から見た難治性うつ病とその治療上での工夫．精神療法，36（5）：627-632，2010．
6) 飯島優子，高橋望，榎屋貴子，他：リワークプログラムにおけるチーム医療．精神科領域のチーム医療実践マニュアル，山本賢司編著．p.58-76，新興医学出版社，2016．
7) 五十嵐良雄，飯島優子，福島南：抑うつ状態のために休職する患者への復職支援プログラム．新薬と臨床，63：971-975，2014．
8) 五十嵐良雄：リワークプログラム利用者の復職後2年間の予後調査．厚生労働省障害者対策総合研究事業「うつ病患者に対する復職支援体制の確立　うつ病患者に対する社会復帰プログラムに関する研究」分担研究，p.57-70，2012．
9) 五十嵐良雄：リワークプログラムは再発予防に有効か．最新医学，71（7, supple）：1527-1537，2016．
10) 奥山真司：双極性障害のリワーク．Pharma Med, 31（3）：49-52, 2013.
11) モニカ・ラミレーツ・バスコ：バイポーラーワークブック第2版（佐藤美奈子・荒井まゆみ訳，野村総一郎監訳），星和書店，2016．
12) 加藤敏：職場結合性うつ病．金原出版，2013．
13) 五十嵐良雄：医療機関最前線のメンタルクリニックの復職支援に果たす役割．精神科臨床サービス．6（1），65-70，2006．
14) 五十嵐良雄，大木洋子，福島南，他：「精神科診療所におけるうつ病・うつ状態により休職されている方への復職支援」に関する実態調査．日精診ジャーナル，183号，104-112，2009．＊
15) 五十嵐良雄：精神科医療機関におけるうつ病・不安障害で休職する患者の実態とリハビリテーションのニーズに関する調査研究および復職支援ガイドブックの作成事業報告書．日精診ジャーナル，188号，158-166，2010．＊
16) 厚労省指針：心の健康問題により休業した労働者の職場復帰支援の手引き．平成16年10月．http://kokoro.mhlw.go.jp/guideline/files/syokubahukki_h24kaitei.pdf
17) 五十嵐良雄：復職支援のためのネットワークと精神科医療—うつ病のリハビリテーションの現代的役割—．精神科治療学，23（11）：1313-1317，2008．
18) 五十嵐良雄：治療プログラム実施機関と産業医との連携に伴う治療効果の指標に関する研究．平成26年度労災疾病臨床研究事業費補助金　平成26年総括・分担報告書．労働者の治療過程における，主治医と産業医等の連携強化の方策とその効果に関する調査研究．49-87，2015．

［謝辞］

＊　参考文献13），14）の調査報告は，日本精神経科診療所協会の「田中健記念研究助成事業」によるものであり，ここに深く感謝申し上げます．

第3章
双極性障害の理解
──より深く知る

1 双極性障害の診断と治療

　双極性障害の患者さんは，平均すると一生の間に9回程度，治療が必要な状態を経験するといわれています．珍しい病気ではなく，世界的にはおおよそ100人に1人が双極性障害とされ，日本でもおおよそ1,000人当たり6人と推定されています[1),2)]．多くの場合，10代後半から20代前半に症状が始まり，症状がよくなったあとも，波を繰り返す可能性は続きます．注意しなければいけないのは自殺のリスクで，自殺率が男性で約8％，女性で約5％という報告があります[3)]．患者さんは症状が始まってもすぐには医療機関を受診しないことが多く，オーストラリアで行われた研究では，症状の始まりから医療機関の受診まで5～10年ほどかかっていると報告されています[4)]．

　上で述べた発生頻度の病気なので，職場でもときどき双極性障害がみられます．家庭や職場で，双極性障害の症状を早期発見し適切な医療へと結びつければ，本人の苦痛や，就労上の問題を減らすことができます．そのために，双極性障害の患者さんの症状とはどのようなもので，どのように診断されるのか説明します．

A. 双極性障害の診断

　あなたが関係している職場などで，元気なときと落ち込んでいるときの差が非常に大きい方，元気になるとさらにハイになって，周囲とトラブルになる方はいませんか？　人は，嫌なことがあったときや天気が悪くて暗い日には気分が落ち込んで身体を重く感じ，うれしいことがあったときや春になって天気が良いときにはいい気分になり身体も軽く感じるなど，体調や気分の変動があります．大きなストレスがあれば，体調や気分が落ち込みます．しかし，通常は，このような変動は長くは続かず，しばらくするとまた元の状態に戻ります．ですから，体調や気分の小さな変動がみられたからといって，すぐに双極性障害と診断されるわけではありません．ただし，この変動が大きく，仕事や家庭生活にトラブルが発生している場合は，双極性障害の体調や気分の変動が起きている可能性があります．

　診断基準の症状を見ていくと，「自分もこういう状態になったことがある」「あの人も似た状態だった」と思うことがあるかもしれません．しかし，症状が弱い，同時にみられる症状の数が少ない，症状が続く時間が短い，社会的・職業的な生活に支障をきたさない場合は，双極性障害という診断にはあたりません．「症状の可能性があるのではないか」と気づいたら，正確

な診断については専門医に相談してください．

　それでは，現在世界的に最も広く用いられているアメリカ精神医学会の診断基準（精神疾患の診断・統計マニュアル，Diagnostic and Statistical Manual of Mental Disorders, Fifth Edition：以下 DSM-5）に沿って説明します[注1)]．診断の基になるのは，躁（ハイな状態）とうつ（落ち込んだ状態）ですが，専門用語では，うつは① 抑うつエピソード[注2)]，躁は② 躁病／軽躁病エピソード，うつと躁が混ざった状態は，③ 混合病像と呼ばれます．

1　抑うつエピソード

　DSM-5 では抑うつの重要な症状が 9 つ挙げられています（表 3-1-1）[5)]．最初に挙げられている 2 つの症状（① 抑うつ気分，② 興味または喜びの著しい減退）は基本症状と呼ばれ，この 2 つの症状がどちらもみられないときは，他の症状があっても，医学的には抑うつエピソードと診断されません[注3)]．2 つの基本症状のどちらかがみられ，全体で 5 つ以上の症状が，同時に，毎日ずっと，2 週間以上続いているときに，抑うつエピソードと診断されます．次に，これらの症状とはどのような状態を指すのか説明します．

① 抑うつ気分（基本症状）

　この症状は気分の変化を指し，「気分が落ち込む」「未来に希望が持てない」「むなしい」「絶望です」などという表現で気づかれます．毎日ほとんどの時間を，うつうつとして悲観的な考え事ばかりして過ごし，ふさぎ込んでじっとしている姿や，涙を流している姿がみられ，周囲の人が励まそうとしても，頭をふって受け入れない状態がみられるかもしれません．

表 3-1-1　抑うつエピソード　診断基準

① 抑うつ気分（基本症状）
② 興味または喜びの著しい減退（基本症状）
③ 食欲の減退または増加
④ 不眠または過眠
⑤ 他者から観察される落ち着かなさ・動きの乏しさ
⑥ 疲労感または気力の減退
⑦ 無価値観あるいは罪責感
⑧ 思考力・集中力の減退，あるいは決断困難
⑨ 死についての反復する思考

［文献 5）より引用］

注1）DSM は，10 年前後の間隔でアメリカ精神医学会によって改訂され続けていて，現在は第 5 版である．そのため，DSM-5 と呼ばれる．

注2）「エピソード」という用語は，日常会話では，たとえば「その人の人となりを表すちょっといい話」などという意味で使われる．精神科の専門用語としては，「具合が悪い時期」という意味で使われている．双極性障害では，「うつで具合が悪い時期（抑うつエピソード）」「躁で具合が悪い時期（躁病・軽躁病エピソード）」，具合が悪くない時期の 3 つの時期がみられる．

注3）抑うつエピソードよりは軽いまたは「典型的でない」うつの状態と診断される．

② 興味または喜びの著しい減退（基本症状）

この症状は，普段興味があることを楽しめなくなっている状態を指します．「趣味にもすっかり興味を失ってしまった」「家族や友人と外出しても楽しくない」「以前は楽しみにしていたテレビ番組を見てもつまらなくて，耳障りで消してしまう」などという表現で気づかれます．家族や友人に対する関心も失われ，人が変わってしまったようにみえます．

③ 食欲の減退または増加

この症状は食欲の変化を指し，「何を食べてもおいしくない」「食べ物が砂のように感じられる」「おいしいものを食べたいと思わなくなってしまった」，または逆に，「お腹が空いているわけでもないのに，偏ったものばかり食べ続けてしまい，止められない」などという表現で気づかれます．この結果，わずかな期間の間に体重が減ったり，増えたりしてしまいます．

④ 不眠または過眠

この症状は睡眠の変化を指し，睡眠で十分な休息がとれず，疲れが回復しないため，「寝付こうとしても眠れない」「数時間ごとに目が覚めてしまう・朝早くに目が覚めてしまう」「身体が重く朝起き上がれない」などという表現で気づかれます．

⑤ 他者から観察される落ち着かなさ・動きの乏しさ

この症状は動作の変化を指し，落ち着かずにウロウロと歩き回る，座っていても足を頻回に揺するなど落ち着きがない，また逆に，動作が少ない・遅いといった状態で，周囲の人に気づかれます．

⑥ 疲労感または気力の減退

この症状は，疲れやすさや，物事を始められない億劫さを指します．訴えとしては，「何でもないことに疲れてしまう」「やる気がしない」「何か始めるのが大変でできない」などという表現で気づかれます．

⑦ 無価値観あるいは罪責感

この症状は，周りの評価にそぐわず，自分が何の役にも立っていないと感じる状態を指します．訴えとしては，「自分には何の価値もない，みんなに迷惑をかけているだけだ」「（起きている悪いことは）みんな自分のせいだ」と，非現実的な形で，自分の価値を否定し自分を責める内容の表現で気づかれます．

⑧ 思考力・集中力の減退，あるいは決断困難

この症状は，頭の中に霧がかかったようで考えがまとまらない，集中できない，ちょっとしたことも迷ってしまいなかなか決められない，といった状態を指します．仕事の判断もできなくなりますので，生産性が低下し，周囲に気づかれます．

⑨ 死についての反復する思考

この症状は，「こういう状態が続くのはつらい」という感じ方から生じます．訴えとしては，軽ければ，「トラックが自分をひいてくれれば，終わりになるのにと思う」などと受け身な表現になります．もう少し強まると，「自分なんかいなくなってしまったほうがいい」「消えてし

まいたい」といった言葉で周囲に気づかれます．さらに重くなると，自殺の方法を具体的に考えたり，実行に移したりしてしまいます．

以上が抑うつエピソードの注目すべき9つの症状です．医学的に「抑うつエピソード」と診断されるのは，これらの症状が5つ以上重なってほぼ毎日2週間以上続く場合ですから，いかにつらく苦しい状態か，想像できるのではないでしょうか．

2 躁病・軽躁病エピソード

次に躁病・軽躁病エピソードについて説明します．こちらのエピソードについては重要な8つの症状がDSM-5により定められています．（表3-1-2）[5] この8つの症状のうち，最初に挙げられる症状（① 気分がいつもよりも高揚しているか怒りっぽく，エネルギーが高まっている状態）は基本症状と呼ばれ，この状態がみられないときは，他の症状があっても，医学的には躁病・軽躁病エピソードとは診断されません[注4]．

残りの7つのうち，基本症状の気分の状態が怒りっぽさだけの場合は4つ以上，その他の状態がみられる場合は3つ以上の症状がみられるときに，躁病・軽躁病エピソードと診断されます．このような状態が4日以上1週間未満連続で続いた場合は軽躁病エピソード，1週間以上続いた場合は躁病エピソードと診断されます．躁病エピソードは，社会的・職業的な著しい障害がみられたり，入院が必要であるほど重症ですが，軽躁病エピソードでは，入院は必要ではありません．次に，これらの症状がどのような状態なのか説明します．

① 高揚もしくは怒りっぽい気分，加えて活力が増加した状態（基本症状）

この症状は気分の変化を指し，いつもと比べて「気分や体調がいい」「頭がクリアになった」「ウキウキとしている」などと表現されます．周囲の人からも，明るく快活であるようにみえますが，いつもと違う様子に違和感を持つかもしれません．この状態は，落ち着いた幸せな気分とは異なり，周囲が本人に注意すると，突然激しく怒りだすので，不安定な感じがします．患者さんによっては「気分がいい」という高揚感がなく，怒りっぽさのみがみられることもあります．

表 3-1-2　躁病・軽躁病エピソードの診断基準

① 高揚もしくは怒りっぽい気分，加えて活力が増加した状態（基本症状）
② 自尊心の肥大，または誇大
③ 睡眠欲求の減少
④ 普段より多弁であるか，しゃべり続けようとする切迫感
⑤ いくつものアイデアが次々と浮かんでくるという体験
⑥ 注意散漫
⑦ 目的を伴う活動の増加，または焦っている様子
⑧ 困った結果につながる可能性が高い活動に熱中すること

［文献5）より引用］

注4）躁病・軽躁病エピソードよりは軽いまたは「典型的でない」躁的な状態と診断される．

② 自尊心の肥大，または誇大

自尊心とは，自分自身を評価し，尊敬する気持ちです．自信という言葉が最も近いでしょう．自尊心や自信があることは，人間にとって自然な，必要なことです．しかしこの症状は，「自分の考えはすべて正しい」「他人の考えは間違っていて，価値がない」と根拠がない自信を持ち，周囲からの注意を受け入れなくなる状態を指します．「自分は人並み外れた才能を持っている」「偉大な発見をする・あるいはした」などと自慢します．

③ 睡眠欲求の減少

この症状は，2，3時間しか眠らずに，1日中活動し続けているにもかかわらず，眠気や疲れを感じない状態を指します．「今はすごく体調がいいから，眠らなくても問題ない」などと表現されます．

④ 普段より多弁であるか，しゃべり続けようとする切迫感

この症状は，いつもと比べて，おしゃべりになっている状態を指します．患者さんは，次々と話し続けるので，相手は口をはさむタイミングがないと感じるでしょう．

⑤ いくつものアイデアが次々と浮かんでくるという体験

この症状は，頭にいくつもの考えが同時に浮かんでくる状態を指します．考えはお互いに関連性がないことが多く，Aについて考えていたのに，まったく関連性のないBの考えが湧いてくるので，次々と思考の内容が移り変わり，「考えのまとまり」はなくなってしまいます．本人は，「非常に良い考え，すぐれたアイデア」と思いますが，周囲にはそうは思えません．

⑥ 注意散漫

この症状は，簡単に注意がそれてしまう状態をいいます．会話の途中で，突然座席を立って他のことに取り組みはじめるなど，落ち着かない様子が観察されます．

⑦ 目的を伴う活動の増加，または焦っている様子[注5]

仕事，勉強，家事，趣味，友だちづきあいなどその人が普段行っている活動に，「良いアイデアが浮かんだから」と昼夜・休日を問わずに没頭するようになります．ときには，政治，宗教にまで活動が広がり，「今度の選挙に出馬をするからその準備をする」「○○宗教の考え方に賛同したのでこれから入信をしにいく」などと言い，周囲には突拍子もない計画に思えますが，患者さんは負担を厭わず実行します．または，足や手を頻回に揺する，部屋の中を歩き回るといった状態がみられます．

⑧ 困った結果につながる可能性が高い活動に熱中すること

収入の限界を超えた買い物（クレジットカードをいくつも使って多額の買い物をする・事前の計画もなくマンションを契約する），株や絵画などへの無謀な投資，法律を逸脱する行為（セクハラ行為・パワハラ行為・無謀な運転や事故）がみられます．

注5）「目的を伴う活動」というのは変な日本語だが，⑧の「困った結果につながる可能性が高い活動」と対比されている．普通，人間の活動には目的があるので，「目的を伴う活動の増加」は，通常の活動が量的に増加することをいう．「困った結果につながる可能性が高い活動」は，普通みられない質的に異なる危険な活動をいう．

このように，気分や体調が高揚し，テンションが高まり，社会的または職業的に支障をきたす状態がみられます．これらの症状は行動に現れるものが多いので，周囲でも気がつきます．

3 混合病像

これまで抑うつエピソードと躁病・軽躁病エピソードについて学んできました．双極性障害の基本は，「抑うつエピソード」「躁病・軽躁病エピソード」「どちらもみられない健康な状態」なのですが，「抑うつエピソード」の症状と「躁病・軽躁病エピソード」の症状が混ざってみられることがあります．どういうことかというと，「抑うつエピソード」→「健康な状態」→「躁病・軽躁病エピソード」と進めば，症状は混ざらないのですが，「健康な状態」がなく，「抑うつエピソード」から直接「躁病・軽躁病エピソード」に入っていく場合，境目で2つのエピソードの症状が混ざってみられるのです．このような状態を混合病像といいます．具体的には以下の場合に，混合病像と診断されます．

> **躁病・軽躁病エピソードに抑うつエピソードの症状を合併する場合：**
> 躁病・軽躁病エピソードの診断基準に当てはまる状態で，抑うつエピソード①，②，⑤，⑥，⑦，⑨のうち3つ以上が当てはまる場合，混合病像と診断されます．
>
> **抑うつエピソードに躁病・軽躁病エピソードの症状を合併する場合：**
> 抑うつエピソードの診断基準に当てはまる状態で，躁病エピソードの①，②，③，④，⑤，⑦，⑧のうち3つ以上に当てはまる場合，混合病像と診断されます．

病気の状態を気分・思考・行動の3つに分けてみましょう．**表3-1-3**[6]を見てください．混合病像では，3つの足並みがそろいません．たとえば，Aのケースでは，抑うつ状態から徐々に躁状態の成分が加わってきたときに，考えが次々と浮かんできて気持ちばかり焦ってじっとしていられないが，気分は憂うつです．Bのケースでは，躁状態から徐々に抑うつ状態の成分が加わってきたときに，気分は高揚しているが，あまり喜びを感じられずにフラストレーションがたまり，すぐに疲れを感じてしまって活動が持続できません．混合病像では，躁うつの症状が不安定に存在し，自分や他人を傷つける行動をとる可能性が高くなるため，専門医と相談して，慎重に対処する必要があります．

表3-1-3 混合病像

ケースA：気分は憂うつだが活動的

状態	気分	思考	行動
躁		↑	↑
うつ	↓	↓	↓

ケースB：気分は高揚しているが，疲れやすい

状態	気分	思考	行動
躁	↑	↑	↑
うつ	↓	↓	↓

［文献6）より引用］

以上，双極性障害の診断の基本になる，抑うつエピソード，躁病・軽躁病エピソードと混合病像について説明しました．すべての症状を覚える必要はありませんが，たとえば，抑うつエピソードであれば，基本症状（① 抑うつ気分，② 興味または喜びの著しい減退）だけでも知っておくと，気分や体調の変化に気づくきっかけになるのではないかと思います．

B. 双極性障害の診断の実際の流れ

患者さんが医療機関を受診するとき，躁の状態で受診するか，抑うつの状態で受診するか，2つの場合があります．周囲が気づきやすいのは躁の状態で，本人が気づきやすいのは抑うつの状態です．躁の状態で本人が気づいていないときは，周囲が受診を勧めてください．

では，この2つの場合の，診断の流れについて説明します．

まず，躁が疑われる状態で受診する場合の流れをみていきましょう．

1 躁病・軽躁病エピソードの状態の疑いで受診した場合

診断は4つのステップを経て，双極性障害なのか，単なる高揚感なのかを見分けます（図3-1-1）[5),6)]．図をみていただくと気分のエピソードと双極Ⅰ型障害，Ⅱ型障害関係がわかりやすいと思います．図に従って，診断の流れを追っていきましょう．

[ステップ1]

まず，気分に影響を与える病気や薬，物質などの影響によって現在の状態が引き起こされていないか調べるために，血液検査・脳画像検査（CT・MRI）・脳波など各種検査を行います．このステップは，すべての精神障害の診断で共通しています．さまざまな身体の疾患や薬品の作用による病気が双極性障害に類似する躁状態や抑うつ状態を引き起こすことがわかっています．表3-1-4[7)]をみてみましょう．抗うつ薬も躁状態を引き起こしてしまうことがあります．抑うつ状態を呈してうつ病の診断を受け，抗うつ薬の内服治療を開始した方が，抗うつ薬の作用により躁状態となってしまったということがしばしばみられます．もしこれらの原因で気分に影響が出ている場合，その対象となっている病気の治療を行う，もしくは原因となっている薬・物質を中止することが必要になります．

[ステップ2]

次に，患者さんの現在の状態が躁病エピソードに該当するかどうかを判断します．1週間以上，診断基準に合致する状態が続いているか，症状が著しく社会的・職業的な著しい障害になっているかどうかがポイントになります．ここで躁病エピソードに該当すると，双極Ⅰ型障害の診断が確定します[注6)]．この場合，入院が必要なことがほとんどです．該当しない場合は次のステップへと続きます．

注6）躁病エピソードは，病気としての度合いが重い状態である．そのために，このエピソードが確認された場合は，抑うつエピソードが確認されなくても，双極Ⅰ型障害と診断する．一方，軽躁病エピソードは，それほど重度の状態ではないので，抑うつエピソードもみられる場合に双極Ⅱ型障害と診断することになっている．

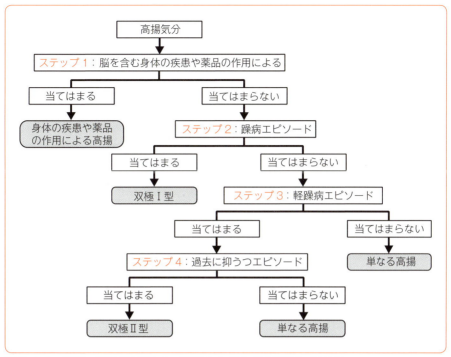

図 3-1-1　躁病・軽躁病を疑われて受診した場合の診断アルゴリズム

[文献 6) より引用]

表 3-1-4　気分に影響を与える可能性がある病気・薬

一般身体疾患	・脳卒中 ・脳腫瘍 ・認知症 ・パーキンソン病 ・クッシング病	・全身性エリテマトーデス ・てんかん ・甲状腺機能亢進症・低下症 ・骨折や脳出血などを伴う頭のケガ ・脳を含む感染症　　　　　　　など
医薬品	・抗うつ薬 ・抗てんかん薬 ・麻酔薬 ・中枢神経刺激薬 ・ドパミン刺激薬	・ステロイド剤 ・一部の抗生剤・抗ウイルス剤 ・経口避妊薬 ・男性型脱毛症／前立腺肥大症治療薬　など
その他の物質	・アルコール ・違法な薬物（大麻，コカイン，MDMA など） ・セントジョーンズワート	など

[文献 7) を参考に作成]

> ステップ3

このステップでは患者さんが，軽躁病エピソードに該当するかどうかを判断します．ここで軽躁病エピソードの診断基準にも合致しない場合は，単なる高揚であると判断されます．軽躁病エピソードに合致する場合は，次のステップへと続きます．

> ステップ4

このステップでは，過去に抑うつエピソードがあったかどうかを判断します．過去に抑うつエピソードがあった場合，双極Ⅱ型障害の診断になります．一方，過去に抑うつエピソードがない場合は，当面正常な範囲の高揚と判断されます．しかしながら，今後の経過について注意深く見守っていく必要があるでしょう．もしも，その後の経過のなかで抑うつエピソードや躁病エピソードなどがみられた場合は，早期に受診することが大切です．

2 抑うつエピソードの疑いで受診した場合の診断手順

現在疑われる状態が抑うつエピソードの場合も，4つのステップで診断がつけられます．図3-1-2[5),6)] を見ると，気分のエピソードとうつ病，双極Ⅰ型，Ⅱ型障害の関係がわかりやすいと思います．この図を見ながら診断の流れを追っていきましょう．

> ステップ1

このステップは，躁病・軽躁病を疑われて受診した場合の診断手順のステップ1と同じです．他の病気や薬，物質などによって現在の気分の状態が引き起こされていないかどうか，各種検査を行って調べます．他の原因が考えられない場合は，次のステップに進みます．

> ステップ2

このステップでは，現在の気分の状態が抑うつエピソードに該当するかどうかを検討します．抑うつエピソードの診断基準を満たさないようであれば，軽いまたは典型的でない抑うつと判断されます．抑うつエピソードに合致するようであれば次のステップへと移行します．

> ステップ3

過去に躁病・軽躁病エピソードに合致していた期間があるかどうか確認します．躁病や軽躁病エピソードについては，自覚していないことも多いので，詳しく話を聞いたり，家族や周囲の方から情報を収集します．過去に躁病・軽躁病エピソードがない場合はうつ病の診断となります．

> ステップ4

躁病・軽躁病エピソードに該当する場合，さらに診断を進めます．躁病エピソードに1回でも該当する場合は，双極Ⅰ型障害の診断となります．軽躁病エピソードのみの場合は双極Ⅱ型障害の診断となります．

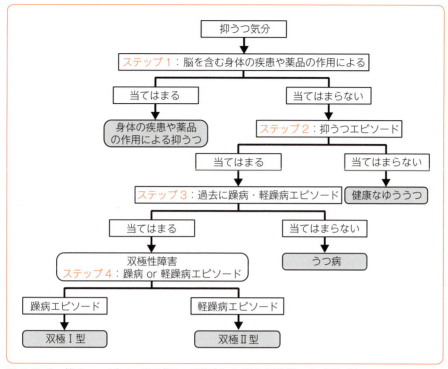

図 3-1-2　抑うつエピソードの疑いで受診した場合の診断アルゴリズム

[文献 6) より引用]

　以上が最初に抑うつエピソードを疑われて受診した方の診断の流れになります．特に重要なポイントは，過去に躁病・軽躁病エピソードがあったかどうかを，主治医に報告することです．本人は，躁病・軽躁病エピソードを，「具合が悪かった」と認識していないことが多いので，家族や職場など，周囲の人からも主治医に情報を提供するとよいでしょう．

　双極性障害と抑うつ障害では，薬物治療の方針が異なります．双極性障害の人に，抗うつ薬を投与するとしばしば症状が悪化してしまいます．うつ病と診断されているけれども，職場でハイになる状態がみられたら，診断・治療方針について，もう一度主治医に相談しましょう．

C. 双極性障害の治療

　双極性障害の患者さんは，症状エピソードを繰り返す傾向があります．平均して1人当たり，9回の症状のある期間を繰り返すといわれています．なかには，1年を通して躁病・軽躁病エピソードまたは抑うつエピソードを4回以上繰り返す急速交代型の特徴を持つ方もいます．症状のある期間をできるだけ少なく抑えて，その人が持つ本来の個性や能力が発揮できるように，主治医や看護師・臨床心理士・精神保健福祉士などとしっかりと話し合い治療を行っていくことが大切です．病気の再発や予防のためには，本人や家族が双極性障害について正しく理解することが最も重要です．

　双極性障害の治療の2つの柱は，心理教育と薬物治療です[8]．心理教育とは，病気についての正しい知識と，病気の治療や予防手段などを学ぶことです．多くの患者さんが薬を服用する必要があります．いろいろな薬がありますが，どの薬にも副作用が生じる可能性があります．副作用を抑えて，適切な治療薬を正しく内服していくことが重要です．これらについて説明します．

1 双極性障害に対する心理教育

　心理教育を受ける上で，一番大切な考え方として「病識」があります．病識は図3-1-3[9]に示されるように，① 病気の症状について正確に知っている，② 病気であることを自覚できる，③ 治療をきちんと受けることができる，の3点で構成されます．これまで双極性障害の診断の項で学習してきたように，病気によって現れる症状・経過について患者さん・ご家族・職場の方が理解しておくことが大切です．

　何が症状であるかわかれば，患者さんの体調や気分が安定している時期とそうでない時期について区別できます．正しい知識がないと，過去の躁病・軽躁病状態を「あの頃はバリバリ仕事ができていた．あの状態がベストだ」と捉えてしまったり，抑うつ状態だったときのことを「怠けていた．情けない．どうしてもっとうまくやれなかったのか」などと考えて，その結果，体調や気分の波に振り回されてしまいます．また，「高揚した状態を抑える薬は飲みたくない」といった考えにもつながりかねません．正しい知識を持って体調を観察することで，「症状が改善する」あるいは「症状が悪化」するきっかけがわかり，安定した体調や気分の状態を維持することが可能になります．

　また，双極性障害の患者さんが初めて精神科を受診し，その診断を受けたとき，自分が病気であることを理解し，受け入れることが難しい場合があります．自分の希望ではなく，心配した家族に連れられて受診した場合など特にそのような傾向があります．人は受け入れがたい重大な事実に遭遇した場合，一般的に① 否定，② 怒り，③ 何かにすがる試み，④ 抑うつ，⑤ 受容の5つの過程を経て最終的にその事実を受け入れるといわれています．初めて双極性

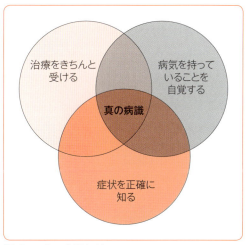

図 3-1-3 病識とは

[文献 9) より改変引用]

障害であると告げられたとき,「自分はそんな病気じゃない」と否定し,主治医や家族に向かって「みんなで自分を病気扱いしている」と怒るなどは① 否定,② 怒りに相当するでしょう.③ 何かにすがる試みとは「拝んでもらえば」「丸山ワクチンを使えば」などと,何かにすがれば,病気が全部回復するのではないかと願うことです.しかしながら願いはむなしく症状は続き,やがて病気を認めざるを得なくなり落ち込みます.最終的に,事実を受け入れる段階が訪れ,事実を受け入れた上で,「きちんと治療を受けて,安定した状態を維持しよう」と次の目標へと向かっていくことができるようになります.

患者さんが病気を否定したり,怒っていたり,何かにすがろうとしているときは,患者さんは医学的な知識を正しく理解できる状況にありません.こういった場合,医師は知識をなるべくわかりやすく伝えながら,患者さんが医師のアドバイスと異なる決定をするときにも,患者さんを見守りながら経過をみることがあります(図 3-1-4)[9].患者さんが,医師の提案した治療方針に同意し,生活リズムの維持・服薬の維持などをきちんと行い積極的に治療に参加している状況を治療アドヒアランスが高いといいます.高い治療アドヒアランスを維持することが,再発予防のために重要です.治療アドヒアランス低下につながるよくある原因をみてみましょう(表 3-1-5)[10].双極性障害の病気自体が治療アドヒアランス低下につながりやすいといえます.また症状が安定している期間には,患者さんはしばしば「もう症状はなくなったから,薬は必要ない」と思って,服薬を自己中断してしまうことがあります.急性期(症状が強い期間)を過ぎると,薬の一部を徐々に中止することはできますが,再発予防のために服薬し続ける必要があります.

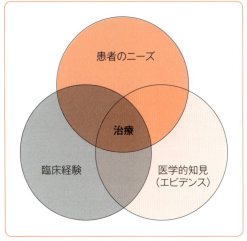

図 3-1-4 治療方針の決定にあたりおさえるべきこと

[文献9）より引用]

表 3-1-5 治療アドヒアランス低下につながる原因・状態

- うつ病などの心理的問題
- 認知機能障害
- 症状がない病気を治療しているとき
- 不適切な治療計画／通院頻度
- 薬の副作用があるとき
- 治療の効果やメリットが信頼できないとき
- 病気に対する知識が不足しているとき
- 患者ー治療者間の関係が良くないとき
- 通院や服薬が困難である状況
  （開院時間とタイミングが合わない，病院が遠い，服薬回数が多く忙しくて薬を飲む時間がない，など）
- 予定通り通院できなかったとき
- 治療が複雑であるとき
- 治療費や薬，その他の付随する費用などが高い

[文献10）より改変引用]

1）再発を疑う注意すべき症状

双極性障害の躁状態・抑うつ状態が再発するとき，本格的な症状が始まる前に先行して現れる前駆症状と呼ばれる症状があります[11]．患者さんの前駆症状を知っておくことは，早期受診・早期介入・症状悪化の予防につながりますのでとても重要です．よくみられる代表的な前駆症状について説明します．

① イライラの増加・攻撃性の増加

ちょっとしたことにでもすぐにイライラしたり，かんしゃくを起こします．また他人に対し

て，怒りを表わし，いつもと人が違ったようだと思われます．

② 睡眠リズムの異常

寝付けない，寝付くのに時間がかかる，朝早く目が覚めてしまうなど，睡眠不足になる傾向が現れます．抑うつの状態では寝過ぎてしまうなど，過眠の症状が出ることもあります．

③ 高揚感，活動量の亢進

気分が高揚し，活動量が増える状態です．ハイテンションな状態で，遅くまで残業している，などという状態が続く場合は要注意です．

④ 抑うつ気分

小さなことでもくよくよするなど，気分の落ち込みを感じることが多くなります．何か嫌なことや大きなストレスを受けた後に落ち込むのは当然ですが，原因もなく，なんとなく気分が沈んでしまうといったことが数日を超えて存在する場合は早めに主治医に相談したほうがよいでしょう．

⑤ 不安の増加

漠然とした不安を感じる，小さなことも不安に思い気になってしまうなど，敏感になってしまいます．「同僚たちが話しているのを見て，自分のことを言われているのではないかと気になって仕方がない」，または「何か自分が重大な過ちをしているのではないかと不安で仕事が進まない」などといった発言が聞かれます．

⑥ 気分の変動

軽い高揚感や抑うつが，頻回に入れ替わる状態です．1日の中で高揚と抑うつがみられることもあります．

2）症状に早期対応する

これらの症状がみられたとき，特に周囲とのトラブルが生じている場合には，早めに主治医，専門医を受診するようにしましょう．

エピソードが始まってからの症状の進み方は，うつよりも躁のほうが早いようです．そのため，躁のエピソードについては，前駆症状よりもさらに前に現れる，症状とはいえない徴候に気がつけると役立ちます．「光を鮮やかに感じる」「急に運動したくなる」「ある種の音楽を聴きたくなる」など，その人なりのパターンがあるようです．躁のエピソードの早期発見，早期対応のためには，前駆症状や徴候について，患者さんと家族など周りが一緒に確認しておくとよいでしょう．

2 双極性障害に対する薬物治療

双極性障害の薬物治療は，気分安定薬が中心です．治療の原則として，まずは現在の病相（躁病／軽躁病／抑うつ／維持期）を診断し，各病相に応じた薬物治療を行います．治療に使用される薬は，どの薬でも副作用が出ることがあります．そのため，最小限の副作用で安定して服

用が続けられるようにします．まず症状が強い時期（＝急性期）と安定した時期（＝維持期）に分けて説明し，その後に代表的な薬について解説します[12]．よくみられる副作用についても説明します．

1）急性期の薬物治療
① 躁病・軽躁病エピソードの急性期治療
　体調を安定させるための気分安定薬と興奮を鎮めるための新規抗精神病薬を用いて治療を行います．気分安定薬では炭酸リチウム，バルプロ酸ナトリウム，カルバマゼピンが躁状態に効果があることが報告されています．さらに，新規抗精神病薬を併用して用いることで，気分安定薬のみの場合と比較してより短期間で躁状態を改善することが期待できます．新規抗精神病薬として，オランザピン，リスペリドン，クエチアピンが多く用いられますが，その他の新規抗精神病薬でも効果が期待できます．従来型抗精神病薬と呼ばれる，古いタイプの薬（ハロペリドール）も躁症状に対しては有効ですが，副作用がより強くみられるほか，躁状態が改善したのちにうつ症状が現れてくることがあるため必要なときに短期間使用する，症状がみられるときだけ頓服として使うなどの工夫が必要です．

② 抑うつエピソードの急性期治療
　抑うつエピソードでは，躁病に比べて使える薬が少ないのが現状です．気分安定薬のラモトリギンは，抑うつに対して効果があることが報告されています．新規抗精神病薬のオランザピンやクエチアピンも効果が報告されており治療の選択肢として挙げられます．オランザピンについては，海外では抗うつ薬（フルオキセチン；日本未発売）と一緒に投与されることが一般的です．気分安定薬の炭酸リチウムも，抗うつ効果があることがわかっています．うつ病に対して用いられる抗うつ薬は，短期間であれば効果的であるという報告もありますが，躁状態への移行や気分の不安定性を招くこともあるためにあまり勧められません．少なくとも抗うつ薬単独で用いることは望ましくありません．

2）維持期の薬物治療
　維持期の治療としては，気分安定薬の炭酸リチウムやバルプロ酸ナトリウムを単独，もしくは併用して用いるのが再発予防に効果があります．ラモトリギンも再発，特に抑うつ病相の予防に効果があります．また新規抗精神病薬ではクエチアピン単独もしくはクエチアピンと気分安定薬の併用が再発予防に優れた効果があります．同様にオランザピンも維持期に効果が期待できます．たとえば双極Ⅰ型障害の方で，躁病エピソードがこれまで病気の主体であった方では，新規抗精神病薬が以後の躁病の再発予防薬として期待でき，双極Ⅱ型障害の方でこれまでに抑うつが症状の主体であった方は，ラモトリギンが主に検討されるでしょう．躁病・抑うつのどちらにも均等に再発予防効果が期待できる薬剤としては，炭酸リチウムとクエチアピンが挙げられます[13]．

表 3-1-6 気分安定薬

炭酸リチウム（リーマス®）	特徴	躁状態・うつ状態・維持期のどれにも効果が期待できます．単剤・もしくは抗精神病薬との組み合わせで使用されます．また，自殺率を下げる効果も報告されています．
	よくみられる副作用	中毒症状として吐き気・嘔吐，手の震え，運動困難，意識もうろうなどがみられます．重症化すると急性腎不全，血圧低下，昏睡に進展します．
	特に注意すべき点	血中濃度の測定を2，3ヵ月に1回行う必要があります．通常朝一番に採血を行いますが，その際は朝の内服をしないで受診し採血を受けてください．
バルプロ酸ナトリウム（デパケン®，セレニカ®など）	特徴	双極性障害の躁状態のほか，てんかん，片頭痛の予防などに用いられます．
	よくみられる副作用	吐き気・嘔吐，脱毛，手の震え，肝機能障害など．
	特に注意すべき点	投与しはじめ〜6ヵ月の間に重篤な肝機能障害，高アンモニア血症が起きることがあります．そのため定期的な血液検査・血中濃度測定が必要です．
ラモトリギン（ラミクタール®）	特徴	双極性障害のうつ状態や抑うつエピソードの再発に主として用いられます．その他，てんかんの治療としても用いられます．
	よくみられる副作用	眠気，めまい，頭痛，吐き気，下痢，肝機能異常など．
	特に注意すべき点	まれに重篤な皮疹がみられることがあるため，投与初期や増量時は注意が必要です．皮疹の出現を予防するため2ヵ月程かけてゆっくり増量する必要があります．
カルバマゼピン（テグレトール®）	特徴	双極性障害の躁状態の治療や予防として用いられます．その他，てんかんの治療としても用いられます．
	よくみられる副作用	眠気，めまい，けん怠感，手の震え，吐き気，蕁麻疹など．
	特に注意すべき点	まれに重篤な皮疹がみられることがあります．また，中毒症状（もうろう状態，運動失調，不整脈）が起きることがあり血中濃度測定が必要です．また，その他の薬の濃度を下げる作用があり，併用薬がある場合は注意が必要です．

3）双極性障害に用いられる薬について

① 気分安定薬

ここでは双極性障害の治療に用いられる気分安定薬について**表 3-1-6** に示します．

② 新規抗精神病薬

双極性障害の治療として用いられる新規抗精神病薬を**表 3-1-7** に示します．

③ 抗うつ薬

抗うつ薬（選択的セロトニン再取り込み阻害薬；SSRI，選択的セロトニン・ノルアドレナ

表 3-1-7　新規抗精神病薬

オランザピン（ジプレキサ®）	特　徴	躁状態・うつ状態どちらにも適応があり，効果が期待できます．
	よくみられる副作用	手の震え，眠気，頭痛，吐き気，食思不振，口の渇き，尿閉，便秘，高プロラクチン血症など．
	特に注意すべき点	高血糖状態などを引き起こすことがあり，糖尿病の患者さんには使えません．また脂質異常症（中性脂肪，コレステロールの上昇）や体重増加がみられることがあります．
クエチアピン（セロクエル®）	特　徴	主として統合失調症の治療として用いられていますが，双極性障害の躁状態・うつ状態や安定した状態の維持に効果があります．
	よくみられる副作用	手の震え，ふらつき，めまい，眠気，頭痛，吐き気，食思不振，口の渇き，尿閉，便秘，高プロラクチン血症など．
	特に注意すべき点	高血糖状態を引き起こすことがあり，糖尿病の患者さんには使えません．また，血圧を低下させる作用もあるため，起立性低血圧と呼ばれるめまいを生じることがあります．
アリピプラゾール（エビリファイ®）	特　徴	躁状態に対する治療の他，他の治療薬で十分な効果が得られないうつ病に対して適応があります．他の抗精神病薬でみられるような高プロラクチン血症を起こしにくいという特徴があります．
	よくみられる副作用	不眠，眠気，めまい，頭痛，吐き気，便秘，落ち着かなさなど．
	特に注意すべき点	アカシジアと呼ばれる，じっとしていられない・落ち着かない副作用がしばしばみられ，抗不安薬の併用や用量の調整が必要なことがあります．
リスペリドン（リスパダール®）	特　徴	主として統合失調症に適応がありますが，鎮静効果を期待して双極性障がいの躁状態の治療として用いられます．
	よくみられる副作用	手の震え，体の動きづらさ，頭痛，眠気，吐き気，高プロラクチン血症など．
	特に注意すべき点	血中のプロラクチン濃度の上昇をきたしやすく，生理不順，乳汁分泌，射精障害などを起こすことがあります．

リン再取り込み阻害薬；SNRI など）は，躁転や，躁状態やうつ状態の頻回な交代を引き起こす可能性があり，一般的に双極性障害の治療において使用は推奨されていません．特に抗うつ薬単独での使用は推奨されず，他の治療で十分に効果が得られない場合などに，気分安定薬もしくは抗精神病薬との組み合わせの上で慎重に使用します．

④ 抗不安薬，睡眠薬

双極性障害の治療においては，急性期における補助的な鎮静，一時的な不眠症状，抗精神病薬のアカシジアなどの副作用などに対して使用される場合があります．しかし，長期間使用すると，依存や認知機能障害などの問題が起きますので，使用は極力短期間にとどめるべきでしょう．また，双極性障害の治療においては，躁状態やうつ状態が急に転換することや，入院回数

が増加するとの報告もあり，計画的かつ慎重な使用が求められます[14]．

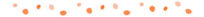

　多くの双極性障害の患者さんは，服薬や心理教育を適切に受けることで良好な社会機能を維持することができます．みんなで病気に関する知識を共有すれば双極性障害を持つ人が活躍できる職場を実現できるでしょう．

● 参考文献 ●

1) Merikangas KR, Jin R, He JP, et al.：Prevalence and correlates of bipolar spectrum disorder in the world mental health survey initiative. Arch Gen Psychiatry, 68 (3)：241-251, 2011. doi：10.1001/archgenpsychiatry.2011.12.
2) 川上憲人：こころの健康についての疫学調査に関する研究．厚生労働科学研究費補助金，2004．
3) Nordentoft M, Mortensen PB & Pedersen CB：Absolute risk of suicide after first hospital contact in mental disorder. Arch Gen Psychiatry, 68 (10)：1058-1064, 2011. doi：10.1001/archgenpsychiatry.2011.113.
4) Berk M, Dodd S, Callaly P, et al.：History of illness prior to a diagnosis of bipolar disorder or schizoaffective disorder. J Affect Disord, 103 (1-3)：181-186, 2007. doi：10.1016/j.jad.2007.01.027.
5) American Psychiatric Association：DSM-5 精神疾患の診断・統計マニュアル（高橋三郎，他監訳）．医学書院，2014．
6) 尾崎紀夫：双極性障がいの診断．ノーチラスな人びと．p.12-23，日本評論社，2015．
7) 尾崎紀夫：うつ病と双極性障害．標準精神医学　第6版．医学書院，p.321-350，2015．
8) 日本うつ病学会　双極性障害委員会：双極性障害（躁うつ病）とつきあうために．2015．http://www.secretariat.ne.jp/jsmd/sokyoku/pdf/bd_kaisetsu.pdf#search=%27双極性障害とつきあうために%27
9) 尾崎紀夫：双極性障害に対する心理教育　－我々が知るべきこと，伝えるべきこと－．精神神経学雑誌，115：1079-1086，2013．
10) Osterberg L & Blaschke T：Adherence to medication. N Engl J Med, 353 (5)：487-497, 2005. doi：10.1056/NEJMra050100.
11) Skjelstad DV, Malt UF & Holte A：Symptoms and signs of the initial prodrome of bipolar disorder：a systematic review. J Affect Disord, 126 (1-2)：1-13, 2010. doi：10.1016/j.jad.2009.10.003.
12) Grande I, Berk M, Birmaher B & Vieta E：Bipolar disorder. Lancet, 387 (10027)：1561-1572, 2016. doi：10.1016/S0140-6736 (15) 00241-X.
13) Popovic D, et al.：Polarity index of pharmacological agents used for maintenance treatment of bipolar disorder. Eur Neuropsychopharmacol, 22 (5)：339-346, 2012. doi：10.1016/j.euroneuro.2011.09.008.
14) Perlis RH, Ostacher MJ, Miklowitz DJ, et al.：Benzodiazepine use and risk of recurrence in bipolar disorder：a STEP-BD report. J clin Psychiatry, 71 (2)：194-200, 2010. doi：10.4088/JCP.09m05019yel.

2 双極スペクトラムとは何か

A. 双極スペクトラムとは

1 「スペクトラム」って？

　「双極スペクトラム」とは，「双極性の特徴（bipolarity バイポーラリティ）」はみられるけれども，双極性障害と診断されるほどではない程度の人たちを指します．

　そもそも「スペクトラム（spectrum）」とは，何でしょうか？　本来，スペクトラムとは物理学の用語で，無色に見えていた光が，プリズム（分光器）を通すと，赤，黄，緑色…と，いくつもの光の帯に分かれる色の配列のことを指します．この現象を精神疾患の診断に導入したのが，いわゆるスペクトラム分類です（図 3-2-1）[1)-3)]．

　精神疾患のスペクトラム概念とは，「一連の疾患に複数のサブタイプ[注1)]があり，症状や原因は重なり合っている」という意味です[3),4)]．つまり，精神医学における「スペクトラム」とは，「一見別々のように見えても，じつは共通点がある病気をスペクトラム（連続体）として並べてみましょう」という考え方です[3),4)]．「双極性の特徴」を共有しているのが双極スペクトラムです．

2 なぜいま「双極スペクトラム」？

　たとえば，典型的な症状がいくつかそろっていて，診断基準に当てはまっていれば「うつ病」と診断されます．これだと，共通して，うつ病を定義できる反面，患者さんの背景に抱えている問題や状況が何であれ，診断基準の項目に当てはまりさえすれば，すべてうつ病と診断されることになります（これを精神医学では，操作的診断と呼びます）．米国精神医学会が作成した操作的診断基準（DSM）のために，うつ病と診断される患者数が増大したという批判もあります[5)]．精神医学が扱う「こころ」という対象については，厳密に客観的な数値や大きさをもとに診断基準の項目を設定することが困難なのです．

　DSM が 2013 年に第 5 版として改訂（DSM-5）されると，精神症状の中から鍵となるいくつかの症候を抽出し，それぞれの評価点で患者を見立てることになりました．ただこれだと，

　注1）サブタイプとは，細かい分類のこと．たとえば自動車という大分類の下に，ガソリン車，ディーゼル車，ハイブリッド車，電気自動車というサブタイプがある．医学的な専門用語では，亜型ともいう．

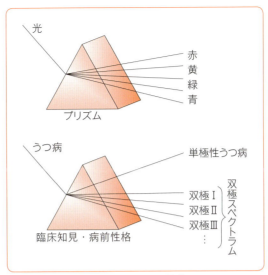

図 3-2-1　スペクトラムという見方

[文献 1) より改変引用]

ひとつの診断に性急に当てはめるリスクは減りますが，かえって患者の病像全体を理解することが難しくなったり，「併存疾患」といって，診断書などに，いくつかの病名が併記される事例が増えることにもなります．こうした問題点が現代精神医学で議論されているのです．

このような精神医学診断上のジレンマのなかで，スペクトラム概念が注目されるようになりました．精神医学では現在，自閉（症）スペクトラム，強迫スペクトラム，統合失調スペクトラムなど，いくつかのスペクトラム概念が提唱されています[2]．そのなかで，国際的に，比較的エビデンスが蓄積されていて，わが国でも，そうした見方の良し悪しが盛んに議論されているのが「双極スペクトラム」なのです．双極スペクトラム概念への関心の高まりは，職場で遭遇することの最も多いうつ病患者の増大という社会的要因も影響しています．うつ病と診断されて，抗うつ薬のみを投与されて症状が改善しない患者さんの背景に「双極性の特徴」がみられる場合は，処方を再考したほうがよいということは，臨床において，ある程度共有された経験となっています．つまり，双極スペクトラムとは，治療的有用性を考えた実践的な診断概念といえます．けれども，同時にまた，精神医学におけるスペクトラム概念に関する論争点もあります[2],[3]．

双極スペクトラムの概念は，提唱者によって多少の相違があります．次に，これまで提唱されてきたいくつかの双極スペクトラム概念についてみてみましょう．

3　いろいろな双極スペクトラム概念

アキスカル，ガミー，アングストらが近年，世界的に知られた双極スペクトラム概念を提唱しています．

表 3-2-1　アキスカルの提唱する双極スペクトラム分類

双極Ⅰ型	双極性障害
双極Ⅰ 1/2型	遷延した軽躁病を持つうつ病
双極Ⅱ型	軽躁病を持つうつ病
双極Ⅱ 1/2型	循環気質者のうつ病
	軽うつ病と軽躁，身体的な変動を伴う性格をもとに大うつ病が生じる
双極Ⅲ型	抗うつ薬や身体的治療によってのみおこる軽躁
双極 1/2型	分裂双極性障害≒統合失調感情障害の双極型
双極Ⅲ 1/2型	物質ないしアルコール乱用によってのみおこる双極性障害
双極Ⅳ型	発揚気質者のうつ病
双極 1/4型	抗うつ薬によって反応するが，すぐに効果が減弱してしまう．大うつ病エピソードを繰り返す．躁病・軽躁病はない
双極Ⅴ型	軽躁病の症状を混合する大うつ病
双極Ⅵ型	認知症における双極性

［文献 3）より引用］

1）アキスカル（Akiskal）（表 3-2-1）

　うつ病診断の拡大と，それによる安易な抗うつ薬の投与によって気分が改善するどころか，かえって病状を不安定化させる現状を批判して，早くから独自の双極スペクトラム概念を提唱したのが米国のアキスカルでした．カリフォルニア大学の気分障害センターで，長らく臨床研究を続けてきたアキスカルは，古典的なクレペリン（Kraepelin）注2) の分類に倣って双極性障害をいくつか細かいサブタイプに分けることを提唱しました．表 3-2-1 に示されているように，双極Ⅰ型〜Ⅵ型，さらにその間の中間型を提示しています[3),6)]．アキスカルは，日本をはじめ海外でも積極的に啓発活動を行ってきたことから，提唱された概念に共鳴する研究者や医師たちは世界的にも数多く，多国籍・多施設での臨床研究もいくつか実施されてきました．今日，他のスペクトラム概念と比べて双極スペクトラムのインパクトが大きいのも，アキスカルたちの研究グループによるエビデンスの蓄積によるといえます．また，アキスカルたちは，ヨーロッパ的な気質（テンペラメント，temperament）注3) という概念も重視しており，第3節で紹介するように TEMPS（p.136 参照）という自記式評価項目を開発して，わが国でも臨床研究などで使用されています．

2）ガミー（Ghaemi）（図 3-2-2，表 3-2-2）

　双極スペクトラムが早くから注目され，中心的課題として議論されてきた理由のひとつは，医師にとって，処方する薬の選択や判断に直結し，治療経過や予後に少なからず影響を及ぼすからです．米国のガミーが提唱した双極スペクトラム概念の要点は，事例の経過で，軽微な双極性が疑われるなら，その患者さんが現在，うつ状態であっても，投薬の際には抗うつ薬使用を控えて気分安定薬を積極的に使用すべきであると主張していることです[7)]．実際，安易に抗

注2）現代の精神医学の基礎を築いたドイツの精神科医．
注3）体質に近い基本的な性格．

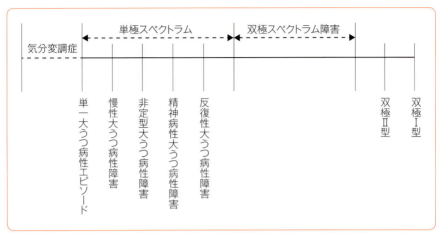

図 3-2-2　ガミーの感情スペクトラム分類

［文献 9）より引用］

表 3-2-2　ガミーの提唱した双極スペクトラム障害

A．少なくとも1回以上の大うつ病エピソード
B．自発性の軽躁ないし躁病エピソードがない
C．以下のうちの1つおよびDのうち少なくとも2つ，あるいは以下の2つとDの1つを満たす
　1．親族に双極性障害の家族歴
　2．抗うつ薬誘発性の躁病ないし軽躁病
D．Cの基準を満たさない場合は以下の9項目のうち6つを満たすこと
　1．高揚性人格
　2．再発性の大うつ病エピソード（3回以上）
　3．短期大うつ病エピソード（平均3ヵ月以下）
　4．非定型的抑うつ症状
　5．精神病性の大うつ病エピソード
　6．早期の大うつ病エピソードの発症（25歳以下）
　7．産後うつ病
　8．抗うつ薬の効果の消退（予防投与ではなく急性期に）
　9．3種類以上の抗うつ薬による治療に反応しない

［文献 3）より引用］

うつ薬を使用すると，表面的には一見，抑うつ症状が一時的に改善したようにみえても，その後，躁状態に転じて感情を不安定化させ，職場でのパフォーマンスや対人関係に支障をきたすことがあります．ガミーの指摘は，「このところ少しうつっぽい」というだけで，すすめられるままに家や職場近くのクリニックを受診し，初診時に十分な問診や評価がないまま漫然と抗うつ薬の投与が続けられがちな臨床に対する警鐘でもあります．図 3-2-2 に示す通り，ガミーの双極スペクトラムは，従来の気分障害のサブタイプを連続的に配置しています[7)-9)]．そして診断のみならず，治療（主に抗うつ薬投与）で，かえって病状が不安定化している事例（しばしば，職場の人間関係に弊害が生じます）における，薬物治療方針の転換（主治医を変えるこ

とも含め）を促すという点で，ラディカルな主張でした．ガミーは自らの概念を，「双極スペクトラム障害」と名付けて，より厳密に規定しようと試み（表 3-2-2），双極スペクトラム障害スケール（BSDS）という簡易型の診断ツールも作成しています（p.131 参照）.

3）アングスト（Angst）（表 3-2-3）

スイスのアングストは，1960 年代に，それまで主流であったクレペリンの躁うつ病一元論に対して，レオンハルト（Leonhardt）という精神医学者が提唱した単一精神病論[注4]の影響を受けつつ，表 3-2-3 に示すように，気分障害全体のなかに，さまざまなバリエーションの「双極性的成分」を備えたケースを見出す必要性を強調しました[10]．アングストの提唱する双極スペクトラムに最も近いのは，クレッチマーの気質論[注5]であるともいわれています[9]．つまり，さまざまな気質のみならず，軽躁の成分が，2 つの極の間の比率として示され，それは正常な人においてもみられると考えたのです（表 3-2-3）．アングストは半世紀近く，スイスのチューリヒで精神症状の長期観察研究を続けてきて，重要な知見をたくさん報告しています．アングストが開発した軽躁に関する自記式質問紙（軽躁チェックリスト HCL）は，今日，双極性障害のスクリーニング・ツールとして世界的に広く使用されています（p.132 参照）.

4）混合状態に注目したスペクトラム概念

ベナッツイ（Benazzi），ペルージ（Perugi），クーコプロス（Koukopoulos）といった，主にイタリアの双極スペクトラムの専門家たちは，かつてクレペリンが着目した躁うつ病の「混合状態」を重視してきました[9]．（躁うつ）混合状態とは，うつ状態のなかに躁症状がいくつか混じったような状態，あるいはその逆に，うつ状態に躁症状が混在した状態です．（専門家の間でも異論はありますが，）双極スペクトラムの観点からみると，うつ病のなかに，イライラや，不機嫌さ，不注意などがうつ病症状のなかに入り込んでいる焦燥成分を併せ持った抑うつ状態の場合，うつ病性混合状態として，臨床上は双極スペクトラムに組み入れたほうがよいと考えられています[11]．なぜなら，このような側面をもつ患者さんに抗うつ薬だけで治療すると，かえって状態を悪化させることが多いからです．

DSM-5 における大きな変更点の一つは，「混合性の特徴」が設けられたことでした．抑うつエピソードにおいて混合性の特徴を伴う場合，双極性障害に発展する重大なリスク因子とされており，うつ病と診断されていても双極スペクトラムとみなして扱うべき病態といえます．ただ混合状態の定義をめぐっては，DSM-5 の新たな定義が，臨床実態を反映していないという批判もあります．

注 4）精神疾患はお互いに関連があり，根本的には一つの疾患であるという考え方.

注 5）人間の体型を肥満型，やせ型，闘士型に分け，それを体質に近いところにある基本的な性格が関連しているという考え方.

表 3-2-3 気分障害の三次元スペクトラム

		気分障害の診断				
		抑うつ ←―――気分の比率のスペクトラム―――→ 躁				
			双極Ⅰ型／Ⅱ型			
重症度のスペクトラム（重症↑／軽症↓）	精神病性大気分障害（mc-mic）	大うつ病性障害 D	双極Ⅱ型 Dm	双極Ⅰ型 MD	Md	躁病 M
	非精神病性大気分障害	大うつ病性障害 D	双極Ⅱ型 Dm	双極Ⅰ型 MD	Md	躁病 M
	小気分障害（閾値下）	小抑うつ症状 d	小双極性障害 md			軽躁 m
	慢性	気分変調症	気分循環性障害			―
	挿間性	小うつ病	反復性小双極性障害			
		反復性短期うつ病	軽躁を伴う反復性短期うつ病			反復性短期軽躁
	症状（正常）	dsx	mdsx			msx

パーソナリティ			
気質（正常）	抑うつ気質	循環気質	発揚気質
感情性パーソナリティ障害	抑うつ性パーソナリティ障害	境界性／循環性パーソナリティ障害	発揚性パーソナリティ障害

注) D：大うつ，d：小うつ，M：躁，m：軽躁，sx：症状

［文献9), 10) を参考に作成］

5) 寺尾の双極 - 光スペクトラム仮説（図3-2-3）

最近，自然光と双極スペクトラムの関係が検討されています．寺尾は，図3-2-3のように，双極Ⅰ型，軽微な双極性障害，単極性うつ病を並べて，この順に「エネルギー水準」が低下すると想定しています（図3-2-3）．そこでは，すべてが連続的ではなくて，薬物反応性に関しては，臨床的には気分安定薬に反応するタイプと，抗うつ薬に反応するタイプといった違いが

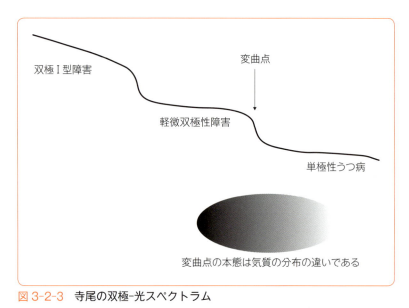

図 3-2-3　寺尾の双極-光スペクトラム

[文献12）より引用]

認められることから，軽微な双極性障害と単極性うつ病とを分ける変曲点（連続しつつも違いをもたらすもの）が存在すると考えています[12]．さらに，こうした薬物反応性の違いは，病気の背景に存在する発揚気質（エネルギッシュでアイデアにあふれ，リーダーシップをとることをためらわないタイプ）や循環気質（元気なときとうつっぽいときが繰り返されるタイプ）といった「気質」の分布の違いを反映しているとする仮説です．発揚気質とされる人たちは一般に光を多く浴びていることから，気質や疾患のエネルギー水準に，光の照射量が関係すると想定しています．アキスカルらの双極スペクトラムの考え方に基づきながら，患者さんの光を浴びる量を調整することで気分の安定化をもたらすことが期待できるとする治療的な視点も交えた，日本発のユニークな双極スペクトラム論といえます．

4　双極性障害は過剰診断されている？

　上述したような，欧米の双極スペクトラム概念の重要性を提唱する臨床研究者たちは，なるべく客観的な評価尺度（スケール）や構造化面接を用いて，うつ病と診断されている患者さんには双極スペクトラムのケースがたくさん存在していると主張しています[3]．職場においても，うつ病とされている事例において，隠れた双極スペクトラムのケースを見逃されていることによる弊害がしばしば強調されます．こうした主張に対して，双極性障害の過剰診断を危惧する声も聞かれます．双極スペクトラムと診断されることによって，「正常な」気分や活動性の波や，気持ちの浮き沈みまでもが，双極性障害の範疇に入れられて医学的に把握されてしまいます．自然な気分の変化を過剰に医療の対象とすることを危ぶむ声も少なくありません[2)-4),13),14]．

2 双極スペクトラムとは何か

Column 4 【双極スペクトラムに関するいろいろな理論】

　双極スペクトラム概念は，潜在的に双極性の要素がみられる状態からはっきりと双極性障害と診断される状態まで連続体（スペクトラム）として捉えます．アキスカルらの双極スペクトラム概念の提唱は，「躁」がもつ独特の質への直観がベースにあり，躁の要素が気質と混然一体となっているような病態に対して，鋭い考察を展開しています[9]．そこでは，「躁」あるいは「軽躁」について，あるいは「躁・うつの連関」についての理解も大切になります．専門的な話になってしまいますが，日本の精神医学では，戦前の下田の執着気質論（物事に非常に強くこだわって徹底的にやりとげようとする性格）以来，こうした側面に着目した躁うつ病研究の伝統が長らくありました．これらは，必ずしも双極スペクトラムと称されてきたわけではありませんが，考察される概念や内容には重なる点も多く，今なお，参考となる疾病への理解が含まれています．詳しくは成書を参照していただければと思いますが，たとえば，宮本は，躁うつ混合状態について，すべての双極性障害にみられると指摘していました[15]．木村は，躁うつ病の患者さんがどのように時間を経験するのかを述べています[16]．森山は，躁とうつの関係を，患者さんのあり方と睡眠という視点から検討しました[17]．この森山の着眼点は，次節で説明する双極性障害の社会リズム理論にもつながる画期的な考え方です．

　最近でも，内海は，特に双極Ⅱ型障害の患者さんの特徴として，空間や秩序に封じ込められているのを嫌う心性について描写しています[18]．また，阿部は，「未熟型うつ病」という臨床概念のなかで，躁成分が事例にもたらす特徴を記述しています[19]．こうした，従来のわが国の精神病理学的理論は，時に，哲学的で難解という印象を受けます．双極性障害の患者さんは，一般に内省するのが苦手な方が多いのですが，当人にすすめてみると，なかには「自分のあり方の苦悩をぴったりと言い表している」と，共感できる場合もあるようです．それ以外にも，双極性障害の患者さん自身による，実体験に基づいて書かれた記述も参考になるでしょう[20]．

　ここ数年，ラミクタール®（ラモトリギン Lamotrigine）などの抗てんかん薬や，ジプレキサ®（オランザピン Olanzapine）などの第2世代抗精神病薬が，「気分安定薬」として使われるようになっています．臨床現場だと，適応外使用（保険診療上は投与が認められていなくても，海外や国内文献上では，いくつかエビデンスとして効果が報告されているため患者さんに「保険診療では適応とされていませんが」と説明して薬を使用すること）がみられることも少なくありません．確かに，過剰な診断を懸念する声も少なくありませんが，多くの反復性うつ病の患者さんは，なかなか調子が安定せずに復職できずにいます．「うつ病」の増大と，それによる社会的弊害が深刻化している現状や，外来クリニックでうつ病とだけ安易に診断されて，症状が慢性化している事例に少なからず遭遇する現状を考えると，双極スペクトラムという視点で治療介入することで，患者さん本人や周りの社会機能やQOL（生活の質）を改善しうる可能性は，やはり大事にすべきでしょう．

5 職場は今こそ双極スペクトラムの時代

双極スペクトラム概念が，うつ病を治療する医師たちや患者さん，その周囲の支援者の方々の意識を啓発した意義は大きいです．ただ一方で，この概念が，双極性障害の過剰診断と，それに伴う気分安定薬の過剰投与を引き起こしている可能性も否定できません．確かに，過剰診断と過剰投与は，気をつけなければいけませんが，職場など，しばしばうつ病治療が思うように進んでいないようにみえる現場で，それらを「やっかいな患者」，「治療抵抗性」，「新型」うつ病などと表現する前に，双極スペクトラムに基づいての診断や治療を周りが再検討してみることの意義は，本人および周りの方々にとっても少なくないと思われます[21]．一見，「難治性」，「新型」うつ病とみなされるような患者さんに対しても，双極性の特徴に注意を払えば，安易な抗うつ薬投与による思わぬ躁転[注6]や気分不安定化による社会的弊害を避けることができます．提唱されているいくつかの概念を説明してきましたが，双極スペクトラムは，現時点では診断基準として十分に確立されておらず，診断名でもありません．ただ，医師からうつ病と診断されていても，回復が思うように進んでおらず，復職に困っている患者さんの周りの人たちにとって，「双極性の特徴（可能性や傾向）」(バイポーラリティ)について情報を伝えることは大切です．それがきっかけで，経過が変わる場合があります．職場内では一般に，「少し憂うつ」よりも「少し元気すぎる」人のほうが，人間関係や業務上のトラブルを引き起こしやすいものです．特に軽躁症状の最初の兆候は，しばしば当人には自覚しづらいため，第三節で紹介する評価ツールについて知っておくのも一案です．

双極スペクトラムの考え方が広まるとともに，抗うつ薬とともに気分安定薬や非定型精神病薬の使用が増えていくと思われます．気分安定薬は，抗うつ薬とは異なり，血中濃度によって効用が違ってきます．服薬状況，他の薬剤との併用などによって，血中濃度が変化して思わぬ副作用が出現し，そうした兆候が，家や診察室ではなく，勤め先の職場で，上司や同僚の方たちに最初に気づかれることも少なくありません．双極スペクトラムを適切に理解することは，「うつ病」に苦しむ当人および職場において，特に対人関係面で起こりうる余分な弊害を防ぐことにもつながり，双方にとり恩恵となるでしょう．

B. 社会リズム理論について

双極性障害は，体質が影響する精神疾患ですが，個々の（軽）躁やうつ病相エピソードが発症するタイミングには，心理的要因が大きく関与します．職場において，双極性障害を患った方と関わる際にも，心理的側面への理解が重要です．この節では，近年，双極性障害の心理的なモデルとして注目されている社会リズム理論 Social Rhythm Theory について解説します．中でも，この理論を基盤として，治療効果を実証した研究報告の比較的多い心理社会的介入法

注6）躁転とは，うつ病エピソードから（軽）躁エピソードに急に転じること．

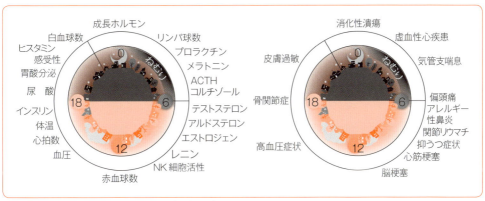

図 3-2-4　いろいろな生体機能の生活リズム

[文献 22) を参考に作成]

である対人関係社会リズム療法 Interpersonal and Social Rhythm Therapy（IPSRT）について紹介します．最後に，睡眠衛生の意義についてもふれます．

1　私たちの生活とリズム

　人間の身体の機能には，昼夜や季節といった環境の変化による，周期的現象（リズム）があります．リズムとは，外部環境に効率よく適応できるよう，生体が進化の過程で獲得した巧妙な仕組みです．たとえば，起床時に副腎皮質ホルモン（コルチゾール）の急激な上昇によって，私たちは眠りからさめて行動できるような身体の体制が準備されます．続いて，交感神経の活動が活発となり，眠りにつく頃には副交感神経の活動が活発となります[22]．そのため，生体リズムの破綻が，何らかの疾患の成因や状態を反映することがあります．ホルモン分泌や神経細胞活動のリズムと関連して，さまざまな疾患や症状にもリズムが認められます．図 3-2-4 に示されるように，高血圧では，1 日のなかで夕方頃に血圧が最高値に達します．クモ膜下出血や脳梗塞といった疾患の発症頻度は，時間帯によって大きく変化します．コレステロールの合成は夜間に高まり，喘息発作による呼吸困難は深夜に頻発し，歯痛は夜間〜早朝にしばしば発現します．

　こうした症状に対して，投与される個々の治療薬も，内服時刻によって効果や副作用が変化することがわかってきました．私たちは，さまざまな生体・社会的要請に応じて，昼夜の生活習慣を適合させているのです．このような生体メカニズムに関する研究は，時間生物学と呼ばれています．時間生物学を治療に反映させることを，時間治療学と呼びます．

2　精神疾患と生体リズム

　精神症状の出現パターンや頻度も，身体の病気と同じように，さまざまな周期性を示すことが知られています．精神疾患の病態のなかには，生物時計の調節障害が関連しているとも考え

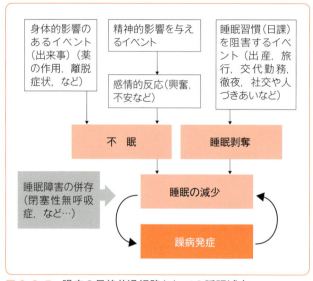

図 3-2-5　躁病の最終共通経路としての睡眠減少

［文献 28）を参考に作成］

られています．たとえば，うつ病の症状である「朝が調子悪くて夕方になると軽くなる」といった日内変動，「夏場は調子が良いけれど，冬場になると動けなくなる」といった季節変動性のように，診断基準に明記されている症候もあります．精神疾患の症状の出現や進展も，生物時計の調節因子である昼夜の明暗サイクル，日長や日照の季節変動，性ホルモンなどの複数の外的，内的要因に影響されると考えられています[22]．

気分障害における生体リズムの影響については，20 世紀後半から研究されてきました．1980 年代に，うつ病の生体リズム仮説が提唱されて躁うつ病（双極性障害）の躁病発症における睡眠減少の関与も示唆されるようになりました（図 3-2-5）．気分障害の時間治療学には，薬物療法，物理療法，心理的治療法が含まれます．薬物療法では，抗うつ薬，抗精神病薬，抗てんかん薬などの薬物動態や薬物感受性の日内・週内変動性を考慮に入れた投与計画が中心となります．物理療法としては，高照度光療法や断眠療法などの治療適応が検討されます．心理的治療法では，1 日のうち症状の増悪する時間帯について患者さんや家族を教育し，日内変動性のある眠気などの副作用を軽減させる服薬タイミングを調整して，患者さんが規則正しく服薬できるように工夫をします．生活に密接した具体的な疾病教育を行うことは，生活の質（QOL）や病気に対する理解を向上させ，長期的に効果的な治療に結びつきます[23]．

3　双極性障害と生体リズム

双極性障害は，気分が高揚して活動性が増す（軽）躁状態と，逆に低下しているうつ状態とが交互に出現することが特徴です．躁病相やうつ病相の両者の出現には季節の影響がみられ，

Column 5 【社会ツァイトゲーバー理論】

現代の24時間社会の到来とともに，生体にとって時差ぼけや交代勤務といった新たな生活状況が登場しています．生体リズムに最も影響を及ぼす主要なツァイトゲーバー（人間の体調を時間に同調させる因子）は太陽光ですが，それだけではなく，変化したヒトのライフスタイルや生活環境が与える影響についても，社会リズム social rhythm として同様に注目されるようになりました．今から30年以上前，米国のピッツバーグ大学の研究グループは，うつ病における社会リズムの影響について，社会ツァイトゲーバー理論（social zeitgeber theory）を発表しました[26]．これは，リズムに脆弱性のある人たちにおいて，個人の正常なルーティン（日課）を乱す出来事が，どのようにうつ病エピソード発症に関与するかという仮説を提出したものでした．その後，フランクという臨床心理学者が，双極性（の特徴）がみられる患者さんにおける社会リズムの乱れが，うつ病のみならず躁病エピソードの発症と関連することを示し，治療モデルに組み入れました（図3-2-6）[27]．フランクの着眼点は，二つの点で重要でした．一つめは，難治性うつ病とされていた患者さんに，双極性の特徴（バイポーラリティ）という治療可能性を見出したこと，すなわち双極スペクトラムの視点です．二つめは，双極性障害における睡眠とリズムの影響を重視し，生活指導で日誌を通じて体調管理することの意義を明らかにしたことでした．

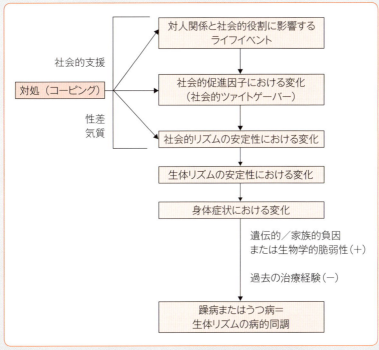

図 3-2-6 社会的ツァイトゲーバー（同調因子）理論の図式

［文献27）より改変引用］

一般にうつ病相は秋〜冬，躁病相は冬〜春にかけて出現することが多いとされています．双極性障害の治療薬として代表的な気分安定薬の炭酸リチウムは，生体リズムの周期性を変化させる作用をもつことが知られています[22]．また，双極性障害の患者さんの回復期にルーティンワーク（日課）を与えることで，社会生活リズムの安定性を取り戻して，残遺症状の軽減や再発予防といった治療効果をもたらすことがわかってきました[24]．このように生活リズムを安定させることで，症状を改善させることが明らかになれば，生活指導やリハビリテーションへの応用が期待できます[25]．

4 社会リズムの喪失

大切なパートナーの死や別離，あるいは失業といった出来事は，心理的な喪失感や悲嘆を招きます．それは，愛する相手や，情熱を捧げていた仕事とともに，それまで当たり前のように過ごしていた日常生活のルーティン（日課）が失われるからです．長年飼っていたペットの犬や猫が亡くなったとしましょう．飼い主は，ペットへの愛情とともに，散歩やふれあいの時間という，それまで当たり前であった日課も失ってしまいます．他にも，引っ越しや転職なども，大きなストレスを伴うイベントです．遠方通勤になったりすると，それまでよりも早起きしなければならなくなります．その生活変化は，1日の生活リズムに影響して，総睡眠時間の減少や疲労感の蓄積につながり，躁やうつ病の発症に影響を及ぼしかねません（図3-2-5）．職場での新たな役割や責任の増大に伴う変化もまた，家庭や趣味における日課の断念といった不均衡をもたらすことがあります．役割の変化に伴う，社会リズムの不安定化は，生体機能や日常パフォーマンスに大きな影響を与えるのです．

5 対人関係社会リズム療法（IPSRT）

IPSRTは，ピッツバーグ大学精神科の臨床心理学者エレン・フランク（Ellen Frank）によって開発された，生物・心理・社会モデルに立脚した実証的に支持された双極性障害の心理社会的介入法です．

精神科治療では昔から，日常の生活リズムを整えることの効果が知られてきました[23]．規則正しく食事や運動をする習慣をつけることが，体調を整える因子として機能するのです．自宅だけでなく，職場における程よく規則正しい仕事スケジュールの構築もまた，社会的な生活リズムを安定させることに役立つと考えられます．最近の双極性障害に関する米国での研究において，双極性障害の再発や寛解プロセスに睡眠が大事であることがわかってきました[28]．睡眠管理が，躁とうつ発症予防に有意義であることが改めて認識されるようになっているのです．

IPSRTは，日常生活リズムの安定を主要な目的としています．特徴は，生活リズムの安定度を調べる自記式の簡易評価法を用いていることです．これはソーシャルリズムメトリックSocial Rhythm Metrics（SRM）と呼ばれ，もともとは睡眠障害をもつ患者さんの1週間の生活習慣の安定度を調べるために開発された評価表でした．SRMには，オリジナルの17項

```
                    日時（曜日）：＿＿＿＿＿＿＿＿＿
使用法
・あなたがこれらの日常の活動を行いたい理想的な目標時刻を記入してください
・あなたが毎日実際にその活動を行った時刻を記録してください
・その活動に関わった人を記録してください：0＝ひとりだけで　1＝他人がただそこにいた
　2＝他人が積極的に関わった　3＝他人が非常に刺激的であった
```

活動	目標時刻	日曜日		月曜日		火曜日		水曜日		木曜日		金曜日		土曜日	
		時刻	人	時刻	人	時刻	人	時刻	人	時刻	人	時刻	人	時刻	人
起床（ベッドから起き上がる）															
他人と最初に接する															
仕事／学校／ボランティア／家族の世話、などを始める															
夕食															
就寝（床に就く）															
毎日の気分の評価（－5〜＋5）－5＝非常に落ち込んだ ＋5＝非常に高揚した															

図 3-2-7　ソーシャルリズムメトリックⅡ-5項目版（SRM-Ⅱ-5）

［文献27）より改変引用］

目版と5項目短縮版があり，利用しやすい短縮版（図 3-2-7）では，5つの評価項目—起床，他人と最初に接する，仕事／学校／ボランティア／家族の世話，などを始める，夕食，就寝—の時刻について，日誌のようにチェックします．これらのリズムを安定させるよう，患者さんが取り組めるように継続的に診察で話し合います[27]．図 3-2-7 は，IPSRT マニュアルに収録されている SRM-Ⅱ-5（短縮版）です．各項目は，「誰といつどの程度の刺激で関わったのか」という対人関係面について評価でき，調子を崩す危険性のある対人関係ストレスの刺激や度合いについても話し合いながら，本人の気づきを促します．

双極Ⅰ型の患者さんに，こうした日誌による介入を行うと，再発を予防できることが実証されています．躁病やうつ病エピソードの再発予防が患者さんの社会リズムの安定性と関連することもわかっています[29]．このように，生活リズム記録への配慮に治療的な意義があることを見出したことは，フランクの功績です．IPSRT については，対人関係療法（Interpersonal Therapy, IPT）の専門の先生によって，一般向けの平易な解説本も出版されているので，関心のある方はそちらも参照してください[30]．

ここで，SRM-Ⅱ-5 を利用した事例についてみてみましょう．

事例紹介⑥

Aさん（40代の女性，既婚）：薬ではなかなか改善しなかったのが，ソーシャルリズムメトリック（SRM-Ⅱ-5）を使った睡眠日誌指導を行ったところ，復職に向かった

　この患者さんは，**20代の頃からうつ病エピソードを発症し，その後も何度かのうつ病エピソードと軽躁病エピソードで，入退院を繰り返してきました**．仕事も続けられなくなり，専業主婦となりましたが，家事も調子の悪いときにはできません．夫，息子さんとの三人暮らしで，これまでも投薬が行われてきましたが，食欲増進，薬疹，眠気などの副作用が出現して，本人が服薬を嫌がり，安定した状態を維持できませんでした．外来で双極性障害の他の患者さんと病気の再発予防について話し合うグループに参加してもらい，少し病気についての理解が改善しました．この患者さんは，不眠が続き「今日もまた眠れないのではないか」という不眠恐怖もみられていました．そのため，不眠に対する不安や固執を減らす目的もあって，ソーシャルリズムメトリックⅡ-5項目版（SRM-Ⅱ-5）を利用した**睡眠日誌指導が行われました**．薬を使わない治療法にAさんも興味を示して，積極的に日誌をつけるようになりました．

付録1　ソーシャルリズムメトリックⅡ-5項目版（SRM-Ⅱ-5）

使用法　　　　　　　　　　　　　　　　　　　　　　　　日時（曜日）：＿＿＿＿＿
・あなたがこれらの日常の活動を行いたい理想的な目標時刻を記入してください
・あなたが毎日実際にその活動を行った時刻を記録してください
・その活動に関わった人を記録してください：0＝ひとりだけで　1＝他人がただそこにいた　2＝他人が積極的に関わった　3＝他人が非常に刺激的であった

活動	目標時刻	8/30 日曜日		8/31 月曜日		9/1 火曜日		9/2 水曜日		9/3 木曜日		9/4 金曜日		9/5 土曜日	
		時間	人	時間	人	時間	人	時間	人	時間	人	時間	人	時間	人
起床（ベッドから起き上がる）	6:30	7:30	0	6:30	1	6:30	1	6:30	1	6:30	1	6:30	1	8:00	1
他人と最初に接する	6:30	7:30	1	6:30	1	6:30	1	6:30	1	6:30	1	6:30	1	8:00	1
仕事／学校／ボランティア／家族の世話を始める	7:00 10:00	7:30 家事	1	6:30 家事		6:30 家事		6:30 家事		6:30 家事		6:30 家事		8:00 家事	
夕食	18:00	18:00	2	21:30	3	18:00	1	18:00	1	18:00	1	18:00	1	19:00	1
就寝（床に就く）	22:00	23:00	1	2:00	1	22:00	1	22:00	1	22:00	1	22:00	1	23:00	0
毎日の気分の評価（－5〜＋5）－5＝非常に落ち込んだ　＋5＝非常に高揚した		+1	◎	+3	△	+1	◎	0	◎	0	◎	+1	◎	+2	◎

（家事を始める／外出，水泳など）

8/30 11:00 外出 ①
8/31 9:00 水泳 ① / 21:30 友人と会う ③
9/1 12:00 外出 ②
9/2 10:00 皮ふ科 ②
9/3 9:30 歯科 ②
9/4 10:00 外出 ②
9/5 10:00 外出 / 13:00〜友人と会う ③

△：あまり睡眠が取れない
○：睡眠が取れた
◎：朝までよく睡眠が取れた

図3-2-8　SRM-Ⅱ-5の患者記入例

［文献27）を参考に作成］

図3-2-8 は, 退院後に, Aさんが書いてくれた記入例です. 対人関係上の役割をめぐる不和（夫婦の不仲, 思春期の息子さんとの諍い）がうかがわれました. SRM-Ⅱを記入してもらったところ,「日中に友人と会ったり, スポーツクラブで水泳をした日は気分状態も良く, 睡眠も良い」ことがだんだんとわかってきました. SRM-Ⅱの定期的な記入を通じて, 患者さんが, 普段, 誰とどの程度の活動を行って刺激を受けているのか, 生活がより具体的にみえてくるようになりました. この方は, 自主的に SRM-Ⅱをつける習慣がついて, それが自然と行動活性化を促すことになりました. そのうちに,「仕事をまたやっていきたい」と, 自らの将来の目標を見出すようになり, 夫との不和を過度に気にしなくなりました. 子どもも, 部活にいそしむようになり, 家族との不和も, 目立たなくなりました. その後, Aさんは週3日パートをはじめています.

　このように, **失われたリズムを取り戻すうちに, Aさんは, 自分にとって心地よい習慣に気づいて, 自主的に取り入れるようになりました**. その間, 主治医は, 程よい活動と対人関係の量と質の維持を見守るコーチ的役割を果たしたのです. SRM-Ⅱを使った関わり方や助言の仕方は, なかなか社会リズムが安定していない患者さんに, 生活上で具体的な助言を与えていくのに参考になるでしょう.

6　双極性障害では睡眠管理が大切

　社会リズムに基づいた心理的な指導には, 睡眠医学における非薬物療法である睡眠衛生指導（起床時間の安定化, など）が組み込まれています. これらは, IPSRT の最も大切な構成要素とみなされています[27]. 起床時間を安定化すると, 朝方に光をきちんと浴びるようになり, 朝方の家族の会話が増え, ニュースを見ることで, 社会や他人との関わりも適切に増えるといった, たくさんの副次的な波及効果をもたらします. 前節で紹介した寺尾の提唱する双極スペクトラムは, 光との関係に注目しており, 生体・社会リズムからみて興味深い仮説です. 寺尾は, 光量の調整を通じて気分安定化を目指すアプローチを, 光制御療法 sleep modulation therapy と呼んでいます.

　IPSRT は, 患者さんの特に睡眠をめぐる生活習慣を管理（マネジメント）する,「米国流の」捉え方といえます[31]. また, IPSRT の理想的スタンスは「柔軟性」であると強調されている通り, 現場の実情に合った利用も可能です[27),30]. SRM-Ⅱによる行動評価などは, 職場のリワーク訓練のときに, 具体的に生活リズムの安定化に取り組む上で役立つでしょう. 睡眠衛生という視点から, 朝の光を浴びる動機づけをはじめ, 生活リズムの安定化を重視する姿勢を取り入れることができます. たとえば, 復職訓練として, まずは会社近くの図書館までの通所を促すことがあります. 通勤というリズムを段階的に取り戻すことが大切です. そのモチベーションを高める上で, SRM-Ⅱや IPSRT の活用は, 職場で双極性障害に関わる多くの人たちに役立つと思います.

7 睡眠衛生を考慮に入れる

最近，睡眠と精神症状の関連に焦点をあてた睡眠精神医学 sleep psychiatry という分野が注目されています．たとえば，適切な睡眠管理がうつ病発症を抑えると考えられています．認知行動療法家の原田は，「睡眠に関する適切な評価～介入なくして適切な心理療法なし」，とまで断言しています[32]．睡眠と社会リズムを大切にすると，安定した生活を送れるのです．

本節の最後に，厚生労働省の研究班によってまとめられた「睡眠障害に適切に対処するための 12 の指針」を参考として挙げておきます（図 3-2-9）[33]．この指針を参考に，復職後の双極性障害の社員の睡眠衛生がどのような状態かを確認するとよいでしょう．双極性障害の社員の睡眠管理について，職場と医療が連携して健康な睡眠とリズムを取り戻す手助けをすることが大切です[34]．

C. 双極スペクトラムを知るツール

社員の「双極性の特徴」に早期に気づけると，問題が起きる可能性を早期に理解し，適切な治療を受けているかを確認できます．第 1 節で紹介した双極スペクトラムを提唱してきた専門家たちは，「双極性の特徴」を評価するためのツールとして，いくつかの質問紙を開発しています．それらは，本人や周りの人が記入するスクリーニングを目的とするものから，専門家が症状評価するスケール（尺度）までさまざまです．双極スペクトラムに関して，世界的に知られている代表的な質問紙のうち，いくつかは日本語に翻訳されています．ここでは，そのうち比較的，簡便で理解しやすく，職場でも役立つと思われるツールについて説明します．

1 よく使われるうつ・(軽)躁症状の評価ツール

従来から，うつ症状や躁病・軽躁病の症状を評価するために，他人が質問したり本人が記入する質問票が開発されてきました．うつ病（うつ状態）の評価には，他人が評価する専門的なスケールとしては，ハミルトンうつ病評価尺度（HAM-D）が最もよく知られています[5]．HAM-D には，いくつかバージョンがあり，原版の HAM-D 17 項目版と 21 項目版が臨床でよく用いられています．うつ病の重症度を評価するための自記式尺度としては，ベックうつ病評価尺度（BDI）とその改訂版（BDI-II）があります．その他にも，うつ病症候学評価尺度（IDS）は，問診と自記式質問紙の両方で構成されている利点があります．IDS にも長尺版に加えて短縮版（簡易抑うつ症状尺度 QIDS）があります[35),36)]．簡便なうつ病の自記式評価ツールとしては，こころとからだの質問票（PHQ）などは日本語版が開発され，ネット上でも公開されています．こうしたうつ症状のスケールや評価法にはそれぞれ特性があり，使用する対象や用途に応じて使われています．総じていえるのは，それだけで確定診断が可能ではなく，最初の気づきを助けるものだということです[36]．

①睡眠時間は人それぞれ、日中の眠気で困らなければ十分	②刺激物を避け、眠る前には自分なりのリラックス法	③眠たくなってから床に就く、就床時刻にこだわりすぎない	④同じ時刻に毎日起床
・睡眠の長い人、短い人、季節でも変化、8時間にこだわらない ・歳をとると必要な睡眠時間は短くなる	・就寝前4時間のカフェイン摂取、就床前1時間の喫煙は避ける ・軽い読書、音楽、ぬるめの入浴、香り、筋弛緩トレーニング	・眠ろうとする意気込みが頭をさえさせ寝つきを悪くする	・早寝早起きでなく、早起き早寝に通じる ・日曜に遅くまで床で過ごすと、月曜の朝がつらくなる
⑤光の利用でよい睡眠	⑥規則正しい3度の食事、規則的な運動習慣	⑦昼寝をするなら、15時前の20〜30分	⑧眠りが浅いときは、むしろ積極的に遅寝・早起きに
・目が覚めたら日光を取り入れ、体内時計をスイッチオン ・夜は明るすぎない照明を	・朝食は心と体の目覚めに重要、夜食はごく軽く ・運動習慣は熟睡を促進	・長い昼寝はかえってぼんやりのもと ・夕方以降の昼寝は夜の睡眠に悪影響	・寝床で長く過ごしすぎると熟睡感が減る
⑨睡眠中の激しいイビキ・呼吸停止や足のぴくつき・むずむず感は要注意	⑩十分眠っても日中の眠気が強いときは専門医に	⑪睡眠薬代わりの寝酒は不眠のもと	⑫睡眠薬は医師の指示で正しく使えば安全
・背景に睡眠の病気、専門治療が必要	・長時間眠っても日中の眠気で仕事・学業に支障がある場合は専門医に相談 ・車の運転に注意	・睡眠薬代わりの寝酒は、深い睡眠を減らし、夜中に目覚める原因となる	・一定時刻に服用し就床 ・アルコールとの併用をしない

図 3-2-9　睡眠障害対処 12 の指針

[文献 33) より引用]

　躁病の評価には，ヤング躁病評価尺度（Yong Mania Rating Scale, YMRS），ベック - ラファエルソン躁病評価尺度（Beck-Rafaelson Mania Scale, BRMS）などがあります．BRMS は，HAM-D と共通の形式で作成されている利点があるので，一緒に用いれば効率的に補えるとされます．ただ，躁・軽躁症状を評価するには，YMRS のほうが適切とされ，臨床研究でよく使われています．いずれも専門家による症状評価ですので，詳しくは成書をご覧ください[35),36)]．

　躁・軽躁症状の自己記入式質問紙については，専門家の間でも，その有用性が疑問視されてきました．というのも，躁病や軽躁状態の患者さんは，しばしば自分の状態に対する認識が欠如し，また注意散漫などの症状のために質問紙にきちんと取り組めないことがあるからです．そのため，躁・軽躁症状の重症度を評価する自記式質問紙に関しては，わが国でもうつ症状の評価に較べて，それほど多く紹介されていないのが実情です[35),36)]．

第1節でも説明したように，双極スペクトラムを知るためのツールは，一般に，抑うつ症状を呈している，あるいはうつ病と診断されてきた患者さんを想定しています．そして，現在は（軽）躁状態がみられていなくとも，双極性の特徴を示す要素が，過去の経過のなかで示されていないかを確認します．質問紙の作成や記入方法にあたっては，（軽）躁症状自体の影響を受けることなく適切にスクリーニングあるいは識別できるように工夫されています．

2　双極スペクトラムに関する一般でも使えるツール

ここでは，おそらく職場で出会うことの最も多い，うつ症状を抱えた（あるいは医師からうつ病と診断されている）患者さんに対して，双極スペクトラムをスクリーニングする上で役立ちそうなツールについて紹介します．日本における双極スペクトラムに関する実証研究は，欧米と比べて遅れており，日本語版スケールを科学的に使用できるかについて十分に検討されていないのが現状です．双極「スペクトラム」の傾向か質問紙で確認されても診断が確定されるわけではなく，双極性の特徴や可能性についての評価です．しかし，職場に長い間治療されていて効果がみられていない（むしろ逆に悪化している），うつ病の社員がいたら，これらのツールで（軽）躁の傾向について確認することには意味があるでしょう．

1）MDQ（表3-2-4）

双極性障害の診断やスクリーニングに関する質問紙のなかでは，2000年にハーシュフェルド（Hirchfeld）によって開発されたMDQ（Mood Disorder Questionnaire［気分障害質問紙］）がよく用いられます[37),38)]．この質問紙は，世界各国で翻訳され，有用性が確認されてきています．表3-2-4に示されるように，MDQは，躁症状に関する13項目の質問に「はい／いいえ」で回答します．それに加えて，それらの症状が同時期に出現していたか否かを「はい／いいえ」で質問し，それから，症状が生活や職業にどの程度障害を引き起こしていたかについて4段階で質問します[39)]．

MDQの英語原版では，13項目中7項目以上が「はい」で，複数の症状が同時期に存在し，機能障害で「中等度」以上の問題がみられれば，陽性（つまり，双極性障害の可能性が高い）と判断されます．MDQ日本語版を開発した，田中らの研究によると，13項目中，5項目以上に「はい」があって，複数の症状が同時期に存在する（「はい」）と回答し，さらに，「軽度」以上の問題があると認められた場合に陽性（双極性の可能性が高い）とすると，英語版と遜色のない結果が得られたとされています[40)]．MDQの記入は5〜10分程度で済み，診察前の待合室などでも施行可能な躁症状の最もスタンダードな自記式スクリーニング・ツールです．躁病エピソードのある双極Ⅰ型障害の検出に向いている自記式質問紙ですが，双極Ⅱ型障害や，その他の双極性の特徴の検出には不向きとされています．

表 3-2-4　Mood Disorder Questionnaire (MDQ)

以下の質問項目（左側）を続み，回答（右側）のうち当てはまる答えを○で囲んでください

質　問　項　目	回　答
いつもの自分ではない時期が今までにありましたか，そして…	はい　いいえ
…とても幸せで，または興奮した感じで，他人がいつものあなたではないと考えたり，とても興奮していて悶着を起こしたことがありましたか？	はい　いいえ
…とても怒りっぽく他人に怒鳴ったり，喧嘩や言い争いを始めましたか？	はい　いいえ
…いつもよりかなり自信があると感じていましたか？	はい　いいえ
…いつもよりかなり眠らないで，またそれに本当に気付きませんでしたか？	はい　いいえ
…いつもよりかなり多弁であったり，早く話していましたか？	はい　いいえ
…考えが頭の中を空回りしたり，心を落ち着かせることができませんでしたか？	はい　いいえ
…周囲の物に容易に注意がそらされて，集中したり連続を保つことが難しかったですか？	はい　いいえ
…いつもよりかなり気力がありましたか？	はい　いいえ
…いつもよりずっと活動的であったり，かなり多くのことをしましたか？	はい　いいえ
…いつもよりずっと社交的であったり，外向的で，例えば真夜中に友達に電話をしたりしましたか？	はい　いいえ
…いつもよりかなり性に関心がありましたか？	はい　いいえ
…いつものあなたではないようなことをしたり，他人が行き過ぎている，馬鹿げている，危険であると考えるようなことをしましたか？	はい　いいえ
…お金を使ってあなたや家族に迷惑がかかったことがありましたか？	はい　いいえ
上記の一つ以上に"はい"をチェックした場合，これらのいくつかは同時期に起こりましたか？	はい　いいえ
仕事ができない，家族やお金，法律上の問題，言い争いや喧嘩になるというように，これらがどれほどあなたに問題を引き起こしていますか？	問題なし 軽度の問題 中等度の問題 重大な問題

［文献 40）田中輝明ら：Bipolar Disorder, No.5, p.21-27, アルタ出版, 2007 より改変引用］

2）BSDS（表 3-2-5）

BSDS（Bipolar Spectrum Diagnostic Scale［双極スペクトラム診断スケール］）とは，2005 年にガミーらが報告した双極スペクトラムの診断を目的とした自己記入式の評価尺度で，数ヵ国語に翻訳されています[41]．表 3-2-5 に示されるように，双極性障害の患者さんが一般に経験する気分変動や（軽）躁／うつ症状を記述した 19 の文章から構成され，文章全体が自分の病状にどれくらい合致するかを 4 段階（0，2，4，6 点の配点）で評価し，該当する文章を各文 1 点として加算します．25 点満点中の総得点で，原版では 25 点中 13 点以上で陽性（双極性障害の可能性が高い）と判定されます．原版では，双極性障害に対して MDQ

表 3-2-5　Bipolar Spectrum Diagnostic Scale（BSDS）

注　意：空欄を埋める前に，以下の文章全体を一読してください．

　自分自身の気分および（もしくは）エネルギーの程度が，時々大幅に切り替わることに気づく人がいます＿＿．この人たちは，自分たちの気分および（もしくは）エネルギーの程度が，ある時はとても低く，またある時はとても高いことに気付きます＿＿．"低い（ローテンション）"段階にある間，この人たちはエネルギーが不足していると感じ；ベッドの中に居続けたり，余分に眠ったりする必要があると感じ；そして，自分たちがすべき物事を行うことに，ほとんど，または全くやる気を感じないことがしばしばあります＿＿．この期間中，彼らはしばしば体重が増加します＿＿．低い段階の間，この人たちはしばしば"ブルー"になったり，その間ずっと悲しく感じたり，あるいは落ち込んだりします＿＿．時々，この低い段階の間，彼らは絶望的になったり，死にたくなったりさえします＿＿．彼らの仕事の能率や社会的な役割を果たす能力に支障を来しています＿＿．典型的には，彼らの低い段階は数週間持続しますが，時々数日しか続かないことがあります＿＿．この手のパターンを持った人たちは，気分が変動する合間に"正常な"気分の時期，つまり彼らの気分やエネルギーの程度が"ちょうど良く"，かつ機能するための能力が障害されていない時期，を経験するかもしれません＿＿．そして，彼らは気分が著しく変化したり，"スイッチ"のように切り替わったりしていることに気付くこともあります＿＿．彼らのエネルギーは正常以上に増加し，そして，通常ではできなかったであろう物事をしばしば成し遂げます＿＿．時々，この"高い（ハイテンション）"段階にある間，この人たちはまるで過剰なエネルギーに溢れていたり，"ハイな（ハイパー）"気分になったりしているかのように感じます＿＿．このハイの期間に，イライラしたり，"ピリピリ"したり，あるいは攻撃的になったりするような人がいます＿＿．ある人は，このハイの期間，とても沢山の活動に一度に取り組みます＿＿．ある人は，このハイの期間に，自分自身にトラブルを引き起こすようなやり方でお金を浪費するかもしれません＿＿．この期間中，彼らはいつもよりお喋りになったり，社交的になったり，性的に活発になったりするかもしれません＿＿．時々，ハイの期間中の彼らの行動が奇妙に見えたり，他人の気に障ったりします＿＿．時々，この人たちは，ハイの期間中に同僚や警察と揉め事を起こしたりします＿＿．時々，このハイの期間に，彼らは飲酒量や市販薬の使用量が増えたりします＿＿．

質　問

この一連の文章を読んでみて，次の4つの枠のうち1つにチェック（○）してください．
（　）この話は，非常に良く，あるいは，ほぼ完璧に私に当てはまる．
（　）この話は，だいたい私に当てはまる．
（　）この話は，ある程度私に当てはまるが，たいていの箇所で当てはまらない．
（　）この話は，本当に全く私に当てはまらない．

それではさかのぼって，あなたのことを確実に描写しているそれぞれの文章の後（＿＿の箇所）にチェックマーク（○印）を入れてください．

［文献40）より改変引用］

と同等の結果が得られています．日本語版について，MDQと併用して調べた，先の田中らによる予備的検討では，BSDS日本語版では25点満点中11点以上が最も適切とされています[40]．BSDSも簡便な質問紙であり，10分程度で施行可能です．質問の内容も，MDQのように躁病エピソードに限定せず，気分変動や持続期間，過眠・過食や精神運動抑制を含むうつ症状など多岐にわたります．双極スペクトラムを抽出する感度は，MDQよりも優れています．その反面，質問文のボリュームが多いために，読みにくかったり，そもそも症状や他の併存疾患のせいで「文章が頭に入らない」ことに悩んでいる場合は，実施が困難です．

3）HCL（表 3-2-6）

　HCL（[軽躁チェックリスト]）は，2005年にアングストらによって作成された軽躁症状の自己記入式質問紙です．発表後，多くの外国語版が作成されるとともに，原版自体も，その後，何度か改訂されています[42),43)]．質問紙は，現在の気分，「ハイな気分」の頻度や期間，周囲への影響などに関する9つの質問から構成されています．この質問紙の特色として，質問3に「ハイな状態」でみられる表出として，32項目の軽躁症状のリストが並べられており，それらに「はい／いいえ」で回答するように設けられています[42),43)]．このうち，原版では32項目中で14項目以上に「はい」と回答した場合に，陽性（双極性障害の可能性あり）と評価されます．32項目の回答結果に，回答時の気分状態は影響しないとされ，因子分析では「過活動／気分高揚」型と「危険行動／いらいら（易刺激性）」型という，軽躁の2つの症候群が抽出されています．HCL32とその改訂版は，主として精神科やプライマリケア領域における双極Ⅱ型障害の検出を目的に開発されました．簡便なため，これまで数十ヵ国語に翻訳されていますが，あくまでスクリーニングを目的としています．

　原著者のアングストは，2013年にHCL32の発展型としてHCL33を発表しています[44)]．基本的な使い方はHCL32と同じですので，詳しくは成書や参考文献を参照してください[36),42),43)]．HCL33では，いくつか修正点があり，表3に示されるように，質問3が全体で33項目となっています．軽躁とは，どのようなものであるかを知る「カタログ」と思えばよいでしょう．HCL33は，今のところ中国語版とポーランド語版しか研究が報告されていません．HCL33の中国語版によると，33点中15点以上が「はい」であると，「双極性の可能性あり」とされています[45)]．現在，HCL33日本語版の信頼性を調べる研究が国内多施設ですすめられています．HCL33は，職場における簡便なスクリーニング・ツールとしてだけでなく，本人または周りの人たちにとっても軽躁症状を理解する疾病教育ツールとしての利用が期待されています．

4）The 'Highs' Questionnaire（表 3-2-7）

　今日，働く女性のメンタルヘルスの重要性がますます認識されてきています．周産期は，女性のライフステージにおいて気分障害の発症や悪化を招くリスクのある時期のひとつです．The 'Highs' Questionnaire（"ハイ"質問紙，の意味）は，周産期（注．出産前後の時期）女性を対象にした軽躁状態のスクリーニングを目的とした自己記入式質問紙です．1994年にグローヴァー（Glover）によって開発され[46)]，2000年に長谷川によって日本語版が作成されました[47)]．近年，周産期の抑うつ状態に関する啓発はすすんでいますが，双極性障害に関しては，いまだに十分に周知されていません．周産期うつ病と診断されていても，経過をみていくと躁状態や軽躁状態が出現することがあります．このThe 'Highs' Questionnaireは，軽躁状態に関して唯一の周産期に特化したスクリーニング・ツールで，周産期女性の双極性障害の早期発見・早期介入の一助となると考えられています．表 3-2-7 に示されるように，質問紙では，最近3日間の状態をたずねています．7項目で構成される自己記入式の質問紙で，「大

表 3-2-6　HCL33 日本語版質問 3 の 33 項目

あなたが"高い（ハイな）"状態であった時期を思い出してみてください．あなたは，そのときどんな調子でしたか？　あなたの現在の調子とは関係なく，そのときの状態について以下の項目すべてに答えてください．

そのような状態のとき，私は普段よりも，より：　　　　　　　　　　　　　　　はい / いいえ

1.	睡眠を必要としない	はい / いいえ
2.	元気で活発だと感じる	はい / いいえ
3.	自信がある	はい / いいえ
4.	仕事（学業）が楽しい	はい / いいえ
5.	社交的になる（いつもよりたくさん電話をしたり，出かけたりする）	はい / いいえ
6.	旅行したくなる，または，実際にたくさん旅行する	はい / いいえ
7.	より速く運転する，または危ない運転をしがちになる	はい / いいえ
8.	お金を使う，または使いすぎる	はい / いいえ
9.	日々の生活（仕事や他の活動）の中で無謀なことをする	はい / いいえ
10.	（スポーツなど）身体を動かすようになる	はい / いいえ
11.	たくさんの活動やプロジェクトの計画を立てる	はい / いいえ
12.	たくさんの考えが浮かび，創造的（クリエイティブ）になる	はい / いいえ
13.	内気ではない，または抑制がきかなくなる	はい / いいえ
14.	色鮮やかな，または派手な服装や化粧をする	はい / いいえ
15.	人に会いたくなる，または実際にたくさんの人に会う	はい / いいえ
16.	性的な関心が高まる，または性的に活発になる	はい / いいえ
17.	たくさんしゃべる	はい / いいえ
18.	早く考える	はい / いいえ
19.	話しているときに，たくさん冗談やだじゃれを言う	はい / いいえ
20.	注意がそれやすくなる	はい / いいえ
21.	たくさんの新しい事に取り組む	はい / いいえ
22.	考えがあちこちにとぶ	はい / いいえ
23.	素早く物事をやったり，容易に物事をこなす	はい / いいえ
24.	せっかちになる，または容易にイライラする	はい / いいえ
25.	他人を疲弊させる，またはイライラさせたりする	はい / いいえ
26.	口論になりやすい	はい / いいえ
27.	気分が持ち上がり，より楽観的になる	はい / いいえ
28.	たくさんコーヒーを飲む	はい / いいえ
29.	たくさんタバコを吸う	はい / いいえ
30.	たくさんお酒を飲む	はい / いいえ
31.	たくさん薬を摂取する（鎮静剤，抗不安剤，刺激剤…）	はい / いいえ
32.	ゲームをする，または賭け事（ギャンブル）をする	はい / いいえ
33.	たくさん食べる，またはむちゃ食い（やけ食い）をする	はい / いいえ

［文献 44）より改変引用］

表 3-2-7 The 'Highs' Questionnaire 日本語版

最近出産されて感じられた様子をお教え下さい．
この 3 日間に次のような状態のうち，いずれかを感じられましたか？
最もあてはまるところに○をつけてください．

		大いに感じる	少し感じる	全くない
1	気分が高揚する（高ぶったり，異常に明るくなる）と感じる	1	2	3
2	普段よりも活発に感じる	1	2	3
3	普段よりおしゃべり／しゃべり続けなければならない気分	1	2	3
4	考えが次々に飛ぶ	1	2	3
5	自分が特別な才能か能力をもった重要な人物になったような気がする	1	2	3
6	睡眠時間を減らしてもいいと感じる	1	2	3
7	周りの些細な事に注意が向いてしまう，集中できずに困る	1	2	3

評価方法：各項目 1 を選択＝2 点，2 を選択＝1 点，3 を選択＝0 点．日本語版では 5 点以上で軽躁状態である可能性が高いと判断．

（版権：Royal College of Psychiatrist. 訳：長谷川雅美）　　　　　　　　　　　　　　［文献 47）より改変引用］

いに」＝2 点，「少し」＝1 点，「全くない」＝0 点で採点される回答形式です．日本語版では，5 点以上で軽躁状態の可能性が高いと判断されます．簡便で，うつ病の既往がある，あるいはうつ病として治療中の女性の周産期に使用すると効果的とされています．周産期以外の場面でも使用できるかどうか，今後の研究が待たれます．

3　その他のツール

1）Bipolarity index（BI）（表 3-2-8）

現在はうつ病だと診断されていても，後に躁状態や軽躁状態が出現するリスクの評価方法として，サックスの考案したバイポーラリティ・インディックス Bipolarity index があります[48]．この指標は，STEP-BD という，米国における有名な双極性障害に関する研究でも使用されました（表 3-2-8）．わが国では，岩本らが日本語版を作成して，BDRS と併用して臨床研究に使用しています[49]．

BI スコアの評価に関しては，Ⅰ〜Ⅴの総合計点に従って，だいたい次のように分類されています．20 点以下が，再発性が低く抗うつ薬に反応する大うつ病障害のグループ，20 点以上 40 点未満が，再発性が高く抗うつ薬抵抗性の大うつ病障害．40 点以上 60 点未満が，非特異的な双極性障害，60 点以上 80 点未満が双極性Ⅱ型障害，80 点以上が双極性Ⅰ型障害．この分類は，まだ実証されていませんが，双極性の傾向の高さを調べる上では有用と思われます．

2）TEMPS

TEMPS（Temperament Evaluation of Memphis, Pisa, Paris and San Diego）は，アキスカルらの双極スペクトラム学派によって考案された，国際的に使用されている発揚気質や循環気質などの双極性の気質を把握するために使用されている自己記入式の評価尺度です．軽躁や躁状態の診断や評価に用いられるというよりも，あくまで躁症状と関連する気質（体質に近い基本的な性格）の評価に用いられます[35),36)]．

自記式のTEMPS-Aは110項目からなり，人生の大部分を振り返って，「はい・いいえ」の二択で答えるようになっています．それぞれ，抑うつ気質（注.ものごとを悲観的に受けとりがちで疲れやすい性格），循環気質，発揚気質，焦燥気質（注.イライラしたり，かっとしやすい性格）に関するものが21項目，不安気質に関するものだけでも26項目あります．日本では，秋山らの研究グループが精力的にTEMPS-Aの翻訳と活用に尽力してきています．また短縮版（33項目版）も，別に作成されています．その人がどのような気質を備えているのかを把握する上で役に立つツールと考えられています．最近，武島は，TEMPS-Aをスコア化してカットオフ値を設定した実証研究を報告しています[50)]．

3）職場用双極性障害スクリーニング尺度（WBI）

職場用双極性障害スクリーニング尺度（WBI, Workplace Bipolar Inventory）は，産業精神保健の専門家からのヒアリングおよびWHO統合国際診断面接の項目の分析によって，近年，わが国で新たに作成された調査票です[51)]．うつ病に関するリワーク・プログラムを中心とする厚生労働科学研究班によって開発され，パイロット研究において，その有用性が報告されています[52)]．WBIは，労働者における双極性障害をスクリーニングすることに特化して，日本語で作成されているのが特徴です．全体はA・B計39項目からなり，DSM-IV診断の「躁病・軽躁病エピソード」に記されたA基準に該当するA項目（5項目）と，双極性障害の特徴的な具体的な症状や行動として抽出されたB項目（34項目）で構成されています．先行研究では，特に全A項目とB項目のうち4項目を組み合わせた計9項目の短縮版（WBI-AB4）（表3-2-9）が，気分障害および不安障害を有する労働者において双極性障害を検出するために有用なスクリーニング・ツールである可能性が示唆されています．労働者に対して使用することを前提として，外国語からの翻訳でなく，わが国の職場環境における双極性障害事例に基づいて項目が作成されていることが特徴です．研究班の成果に基づいて，産業保健スタッフがWBIを使用する際のマニュアルも作成されています（図3-2-10）．WBIの完全版（39項目版）については公式の研究報告書を参照ください[51)]．

双極性障害のスクリーニングを目的とした質問紙やツールは，簡便で，医師や専門家でなくても職場などで利用することが可能です．繰り返しになりますが，気をつけなければいけない

表 3-2-8　Bipolarity Index

Ⅰ. 症状の特徴	
20	・多幸などの躁症状
15	・不快, 焦燥を伴う躁症状
10	・軽躁状態 ・抗うつ薬使用による躁状態
5	・抗うつ薬使用による軽躁 ・DSM の診断基準を満たさない躁症状 ・非定型うつ症状 ・産後うつ
2	・精神病症状
0	・有意な気分の高まり, 反復性のうつ病または精神病症状の病歴はない
Ⅱ. 発症年齢	
20	15-19
15	< 15 or 20-30
10	30-45
5	> 45
0	・感情障害を発症した病歴はない
Ⅲ. 経過	
20	・躁病のエピソード間での寛解
15	・躁病のエピソードでは部分寛解 ・軽躁のエピソード間での部分寛解
10	・薬物加療するも躁病のエピソード間では部分寛解 ・気分障害時の精神病症状 ・躁状態時に法的逸脱
5	・反復性うつ病（3 回以上） ・軽躁のエピソード間での部分寛解 ・BPD・ADHD・PMS
2	・発揚気質 ・3 回以上の結婚 ・2 年で 2 回以上の転職
0	・上記のいずれでもない
Ⅳ. 薬物反応性	
20	・気分安定薬にて 4 週間以内で寛解
15	・気分安定薬にて 12 週間以内で寛解 ・気分安定薬中止にて 12 週間以内で再発 ・抗うつ薬にて 12 週間以内で躁転
10	・抗うつ薬にて不安, 焦燥などの増悪 ・抗うつ薬にて急速交代化 ・気分安定薬に部分反応
5	・3 種類以上の抗うつ薬が無効 ・抗うつ薬中止時に躁転・軽躁転
2	・抗うつ薬にて 1 週間以内で寛解
0	・上記のいずれでもない, または薬物治療していない
Ⅴ. 家族歴	
20	・双極性障害が親子, 同胞間に存在
15	・双極性障害が親戚内に存在 ・Bipolarity があるうつ病が親子, 同胞間に存在
10	・単極うつ病や失調感情障害が親子, 同胞間に存在 ・Bipolarity があるうつ病が親戚内に存在
5	・薬物, アルコール依存が親子, 同胞間に存在
2	・再発性うつ病や不安症害, 摂食障害, ADHD が親子, 同胞間に存在
0	・上記のいずれでもない, または精神疾患の家族歴なし

［文献 49）を参考に作成］

表 3-2-9　職場用双極性障害スクリーニング尺度短縮版（WBI-AB4）

質問A．これまでに，以下のような変化を数日以上続けて経験したことがありますか？		
1.	周囲の人（家族，友人，同僚など）からハイテンションだと指摘されるくらいにテンションが上がっていた．	はい　いいえ
2.	テンションが上がっているのが自分でも分かるくらい，気分が高揚していた．	はい　いいえ
3.	とても開放的な気分になって，普段ならしないようなことをした．	はい　いいえ
4.	普段より簡単にイライラしたり，我慢ができなかったりした．	はい　いいえ
5.	何気ない些細なことで人と口論になりやすかった．	はい　いいえ

質問B．【質問A】で，ひとつでも『はい』と答えた方は，以下の質問にお答えください．そのような期間中に，以下の質問のような変化を経験しましたか？		
1.	いつもよりずっとおしゃべりになったり，ずっと話し続けなくてはならないと感じたりした．	はい　いいえ
2.	とても落ち着かず，そわそわした気分になって，うろうろ歩きまわったり，じっとしていられなかった．	はい　いいえ
3.	例えば，普通は秘密にしておくようなことについてしゃべってしまったり，普通なら決まり悪く思うようなやり方で行動してしまったりといったように，普段なら適切でないと考えるようなやり方で行動した．	はい　いいえ
4.	過剰に人と親しくなったり，社交的になったりした．	はい　いいえ

［文献51）より引用］

のは，ツールの数値やスコアが基準を満たすからといって，双極性障害という病気の診断が確定されるわけではないという点です．しかし，医師の診断書では「うつ病」とされていても，職場での言動にテンションが高い様子がみられるときには，「双極スペクトラム」をチェックして，主治医と相談するのは有用です．

　うつ病とみなされている患者さんで，双極性障害と最終的な診断に至るまでに非常に長い時間を要しているケースが少なくありません．双極スペクトラム概念自体に懐疑的であったり，双極性障害の過剰診断と過度な医学化というリスクにとらわれ，治療を変更しない専門家もいます．そうした医師によって治療されている患者さんが，難治性・治療抵抗性うつ病と診断されて，抗うつ薬ばかり処方されていることがあります．これでは良くならないばかりか，かえって不安定化することも少なくありません．職場でこのような状況がみられる場合には，本節で紹介したようなツールを利用することで，双極性の傾向を確認してみてください．これがきっかけとなって，本人や周囲の人たち，そして主治医までも「うつがずっと治らない」という一面的な視点から脱し，治療が新たな方向に進むかもしれません．ここで紹介したツールが，その一助となることを願っています．

○職場用双極性障害スクリーニング尺度（Workplace Bipolar Inventory：WBI）の特徴

- 本尺度は，双極性障害（躁うつ病）の検出を目的として作成されています．双極性障害は見逃されやすい疾患ですが，本尺度は気分障害患者から双極性障害患者を検出することへの一定の有用性が確認されており，職場で抑うつ症状を示している従業員に使用することで双極性障害の可能性を査定できます．

○WBI の使用が推奨されるケース

- 以下のようなケースに対して WBI の使用が推奨されます．

・抑うつ症状を主訴として来談しているケース

- 双極性障害は対象者の抑うつ症状にばかり注目してしまうことで見落とされるケースが多いため，抑うつ症状を主訴として来談しているケースに WBI を使用することで双極性障害の見落としのリスクを減らすことができます．

・うつにより休職を繰り返すケース

- うつにより復職と再休職を繰り返すケースでは，通常のケースと比較して双極性障害である可能性がより高いと考えられます．そのようなケースに WBI を使用することで，双極性障害のリスクを確認できます．

・職場での口論や，他の従業員との不仲が報告されるケース

- 双極性障害の症状の一つとして対人的な問題が起こっている可能性があるため，このようなケースに対しても WBI の使用が推奨されます．

・その他．面談時に一方的にしゃべられて口をはさめないなど，産業保健スタッフとして"対応が難しい"と感じられるケース，など

○WBI（9項目版）の採点方法

- WBI の各質問について"はい"と答えた数の合計が得点となります．WBI では下記の得点を超えた場合に双極性障害の可能性があると判定されます．
- WBI では，2つの基準を採用しています．1つは，感度＋特異度の最大値を基準としたもので，見落としを少なくした基準です（感度78％，特異度75％）．もうひとつは，尤度比を基準としたもので，これに該当した場合には高い確率で双極性障害と考えられます．

"はい"が6項目以上該当した場合（尤度比を基準）

- 双極性障害の可能性が50％以上と考えられます．

"はい"が3項目以上該当した場合（感度＋特異度の最大値を基準）

- 対象者の家族や同僚，上司など周囲の人から，躁病・軽躁病症状に関するヒアリングを行い，その結果躁病・軽躁病症状に関する情報が得られれば，対象者が双極性障害である可能性が高いと考えられます．

"はい"が2項目以下だった場合

- 双極性障害の可能性は低いと考えられます．

○WBI 得点から双極性障害が疑われる場合の対応

- 以下のような対応が考えられます．

・周囲の人（上司，同僚，家族など）への説明

- 対象者が双極性障害の可能性がある場合，『対象者は気分の波が激しいタイプの人かもしれません』，『ハメを外しすぎる傾向にあるので，元気なときにも注意が必要です．』など，双極性障害の特性について上司や家族などの周囲の人に説明し，困ったときには産業保健スタッフに相談するよう促しましょう．

・主治医への情報提供

- 対象者が既に受診をしている場合には，本人の同意を得たうえで結果について受診先の主治医へ情報提供を行うことが推奨されます．

○WBI を使用する際の注意点

- WBI の結果だけで双極性障害を診断することはできません．専門医の診断や指示に従うようにしましょう．

図 3-2-10　職場用双極性障害スクリーニング尺度（WBI）使用マニュアル

［文献 51）より改変引用］

● **参考文献** ●

1) 野村総一郎：うつ病の真実．日本評論社，p.195，2008．
2) 村井俊哉，村松太郎編：精神医学におけるスペクトラムの思想 POWER MOOK 精神医学の基盤［3］．学樹書院，2016．
3) 仙波純一：双極スペクトラム概念の問題点を考える．精神経誌，113（12）：1200-1208，2011．
4) 野村総一郎：双極スペクトラムを巡って．精神経誌，113（12）：1199，2011．
5) パスカル＝アンリ・ケレール：うつ病─回復に向けた対話（阿部又一郎，渡邊拓也訳）．白水社（文庫クセジュ），2017．
6) Akiskal HS, Pinto O：The evolving bipolar spectrum. Prototypes Ⅰ, Ⅱ, Ⅲ, and Ⅳ. Psychiatr Clin North Am, 22（3）：517-534, vii, 1999.
7) Ghaemi SN, Ko JY, Goodwin FK：The bipolar spectrum and the antidepressant view of the world. J Psychiatr Pract, 7（5）：287-297, 2001.
8) Ghaemi SN, Ko JY, Goodwin FK："Cade's disease" and beyond：misdiagnosis, antidepressant use, and a proposed definition for bipolar spectrum disorder. Can J Psychiatry, 47（2）：125-134, 2002.
9) 津田均：気分障害は，いま．うつと躁を精神病理学から問い直す．誠信書房，2014．
10) Angst J, Ajdacic-Gross V, Rössler W：Classification of mood disorders. Psychiatr Pol, 49（4）：663-671, 2015.
11) 菅原裕子，坂本薫：双極スペクトラム．今日の精神疾患治療指針，第2版．樋口輝彦，他編．p154-157，医学書院，2016．
12) 寺尾岳：双極スペクトラム，光との関係性から読み解く試み．精神医学におけるスペクトラムの思想 POWER MOOK 精神医学の基盤（村井俊哉，村松太郎）．p117-26，学樹書院，2016．
13) 井原裕：双極性障害と疾病喧伝（disease mongering）．精神経誌，113（12）：1218-1225，2011．
14) デイヴィッド・ヒーリー：双極性障害の時代（江口重幸監訳，坂本響子訳）．みすず書房，2012．
15) 宮本忠雄：躁うつ病における混合状態の意義．臨床精神医学，21（9）：1433-1439，1992．
16) 木村敏：鬱病と躁鬱病の関係についての人間学的・時間論的考察．躁うつ病の精神病理4（木村敏編）．弘文堂，p1-39，1981．
17) 森山公夫：躁と鬱．（筑摩選書）．筑摩書房，2014．
18) 阿部隆明：未熟型うつ病と双極スペクトラム．金剛出版，2011．
19) 内海健：うつ病新時代．双極Ⅱ型障害という病 - 改訂版うつ病新時代．勉誠出版，2013．
20) 加藤伸輔：双極性障がい（躁うつ病）と共に生きる 病と上手につき合い幸せで楽しい人生をおくるコツ．星和書店，2016．
21) Frank E：Bipolar spectrum：has its time come? World Psychiatry, 10（3）：193-194, 2011.
22) 大戸茂弘，吉山友二監：時間治療の基礎と実践．丸善出版，2007．
23) Wirz-Justice A, Benedetti F, Terman M：Chronotherapeutics for affective disorders. A clinician's manual for light and wake therapy, 2nd revised edition, Karger, Basel, Switzerland, 2013.
24) Frank E, Gonzalez JM, Fagiolini A：The importance of routine for preventing recurrence in bipolar disorder. Am J Psychiatry, 163（6）：981-985, 2006.
25) Haynes PL, Gengler D, Kelly M：Social Rhythm Therapies for Mood Disorders：an Update. Curr Psychiatry Rep, 18（8）：75, 2016.
26) Ehlers CL, Frank E, Kupfer DJ：Social zeitgebers and biological rhythms. A unified approach to understanding the etiology of depression. Arch Gen Psychiatry, 45（10）：948-952, 1988.
27) エレン・フランク：双極性障害の対人関係社会リズム療法─臨床家とクライアントのための実践ガイド（阿部又一郎監訳，大賀健太郎監修）．p.35，p.136，星和書店，2016．
28) Plante DT, Winkelman JW：Sleep disturbance in bipolar disorder: therapeutic implications. Am J Psychiatry. 165（7）：830-843, 2008.
29) Frank E, Kupfer DJ, Thase ME, et al.：Two-year outcomes for interpersonal and social rhythm therapy in individuals with bipolar I disorder. Arch Gen Psychiatry, 62（9）：996-1004, 2005.
30) 水島広子：対人関係療法でなおす 双極性障害．創元社，2010．
31) 古郡規雄：書評 双極性障害の対人関係社会リズム療法─臨床家とクライアントのための実践ガイド─．精神経誌，118（10）：804，2016．
32) 原田誠一：特集にあたって"睡眠─精神療法学"五箇条の誓文（特集"睡眠─精神療法学"入門：「眠り」を知って，臨床力をアップしよう！）．精神療法41（6）：795-797，2015．
33) 厚生労働省：精神・神経疾患研究委託費，睡眠障害の診断・治療ガイドライン作成とその実証的研究班．平成13年度研究報告書．
34) 阿部又一郎：双極性障害の対人関係社会リズム療法─睡眠精神療法学的視点から─．ねむりとマネージメント，4

(1): 36-40, 2017.
35) 「臨床精神医学」編集委員会監・編:精神科臨床評価マニュアル(2016年度版). 臨床精神医学第44巻増刊号, アークメディア, 2015.
36) 山内俊雄, 鹿島晴雄総編:精神・心理機能評価ハンドブック. 中山書店, 2015.
37) Hirschfeld RM: Differential diagnosis of bipolar disorder and major depressive disorder. J Affect Disord, 169 (Suppl1): S12-S16, 2014.
38) Hirschfeld RM, Williams JB, Spitzer RL, et al.: Development and validation of a screening instrument for bipolar spectrum disorder: the Mood Disorder Questionnaire. Am J Psychiatry, 157 (11): 1873-1875, 2000.
39) 田中輝明, 小山司:双極性障害の評価尺度:過小診断と過剰診断の問題をふまえて. 臨床精神医学, 40 (3): 251-259, 2011.
40) 田中輝明, 井上猛, 鈴木克治, 他:単極性うつ病か? 双極性うつ病か? 自己記入式評価スケールの有用性に関する検討. Bipolar Disorder, No.5, p.21-27, アルタ出版, 2007.
41) Ghaemi SN, Miller CJ, et al.: Sensitivity and specificity of a new bipolar spectrum diagnostic scale. J Affect Disord, 84 (2-3): 273-277, 2005.
42) Angst J, Adolfsson R, Benazzi F, et al.: The HCL-32: towards a self-assessment tool for hypomanic symptoms in outpatients. J Affect Disord. 88 (2): 217-233, 2005.
43) 阿部又一郎, 肥田昌子, 三島和夫, Jules Angst:Hypomania Check List改定第1版(HCL-32 R1)の紹介と日本語版作成の試み. 精神科, 20 (5): 554-566, 2012.
44) 阿部又一郎, Jules Angst:軽躁自記式評価尺度(HCL-33)日本語版試案を作成する. 精神科, 24 (2): 271-276, 2014.
45) Feng Y, Xiang YT, Huang W, et al.: The 33-item Hypomania Checklist (HCL-33): A new self-completed screening instrument for bipolar disorder. J Affect Disord, 190: 214-220, 2016.
46) Glover V, Liddle P, Taylor A, et al.: Mild hypomania (the highs) can be a feature of the first postpartum week. Association with later depression. Br J Psychiatry, 164 (4): 517-521, 1994.
47) Hasegawa M: Mild hypomania phenomenon in Japanese puerperal women. Nursing & Health Sciences, 2 (4): 231-235, 2000.
48) Sachs GS: Strategies for improving treatment of bipolar disorder: Integration of measurement and management. ActaPsychiatr Scand Suppl, 422: 7-17, 2004.
49) 岩本崇志, 板垣圭, 柴崎千代, 他:うつ病患者のbipolarityに関する後方視的検討. 精神医学, 56 (11): 959-965, 2014.
50) 武島稔:双極性障害, bipolarityのあるうつ病の可能性. 精神科, 30 (6): 468-475, 2017.
51) 川上憲人:職域におけるうつ病の早期発見の新しい技術の開発と普及. 2. 職場用双極性障害スクリーニング尺度の作成. 平成21年度厚生労働科学研究費補助金こころの健康科学研究事業「リワークプログラムを中心とするうつ病の早期学研から職場復帰に至る包括的治療に関する研究」(研究代表者 秋山剛), 2009.
52) Imamura K, Kawakami N, Naganuma Y, et al.: Development of screening inventories for bipolar disorder at workplace: a diagnostic accuracy study. J Affect Disord, 178, 32-38, 2015.

索　引

あ

アキスカル　114
アリピプラゾール　110
アングスト　116
維持期の薬物治療　108
遺伝　53
イライラ　106
うつ状態　56, 58
うつ病症候学評価尺度　128
うつ病相　23
エビリファイ®　110
落ち着かなさ　96
オランザピン　108, 110, 119

か

ガイドライン　43, 45
過剰診断　118, 120
過剰投与　120
家族　31
家族会　40
家族支援　39
家族相談　89
家族へのサポート　85
家族歴　50
活動記録表　42, 51
ガミー　114
過眠　96
カミングアウト　15
カルバマゼピン　41, 44, 108
簡易抑うつ症状尺度　128
感情スペクトラム分類　115
既往歴　50
気分安定薬　41, 44, 109

気分障害　22
気分障害質問紙　130
気分の変動　107
基本症状　96, 97
急性期の薬物治療　108
クエチアピン　108, 110
グループ療法　82
軽躁状態　44, 57, 58
軽躁チェックリスト（HCL）　116, 133
血清濃度　41, 44
決断困難　96
健康保険　62
現病歴　49
抗うつ薬　109
高額療養費　62
攻撃性　106
合同面談　47
抗不安薬　110
高揚（感）　97, 107
こころとからだの質問票　128
雇用保険　62
混合状態　116
混合病像　99

さ

再休職予防　91
採血検査　42
罪責感　96
再発　106
産業保健スタッフ　27
自尊心の肥大　98
疾病教育　83
疾病性　27, 28
指導医　46

索引

死についての反復する思考　96
ジプレキサ®　110, 119
社会行動リズム表　64
社会ツァイトゲーバー理論　123
社会保険労務士　27, 72
社会リズム　124
社会リズム理論　120
就業規則　62
主治医　89, 90
主訴　49
上司（の役割）　72
傷病手当金　62
職場結合性うつ病　83
職場復帰への指針　90
職場用双極性障害スクリーニング尺度　136, 138

食欲　96
職歴　51
初診　42, 49
事例性　27, 28
新型うつ病　64
新規抗精神病薬　109
人事・労務担当者　72
診断　52, 73, 94
診断アルゴリズム　103
心理教育　55, 104
心理検査　52
心理的側面　53
睡眠衛生　128
睡眠・覚醒リズム表　61
睡眠管理　127
睡眠障害対処 12 の指針　129
睡眠薬　110
睡眠欲求の減少　98
睡眠リズム　107
ストレス　17, 59
ストレスチェック　24, 28
ストレスマネジメント　59
スペクトラム　112

生活リズム　121
生活歴　50
精神科医　41
精神障害者保健福祉手帳　62
精神症状　36
精神保健福祉センター　39
生体リズム　121, 122
セカンドオピニオン　46
セロクエル®　110
双極スペクトラム　42, 112, 120
双極スペクトラム障害　115
双極スペクトラム分類　114
双極性障害の診断　100
双極性障害の治療　104
双極（性）Ⅱ型障害　22, 42, 74
躁状態　57, 58
躁病・軽躁病エピソード　97, 100
躁病相　23
ソーシャルリズムメトリックⅡ-5 項目版　125

た

対人関係社会リズム療法　121, 124
多弁　98
炭酸リチウム　41, 44, 108
注意散漫　98
治療　59
治療アドヒアランス　105
電話相談　39

な

年金制度　62
年次有給休暇　62

は

バイポーラリティ　112
ハミルトンうつ病評価尺度　128
バルプロ酸ナトリウム　41, 44, 108
ハロペリドール　108
光制御療法　127
光トポグラフィ　73
病識　104
疲労感　96
不安　107
福祉制度　61
復職　90
不眠　96
併存疾患　113
ベックうつ病評価尺度　128
保健所　39

ま

面接指導　28
モニタリング　55, 61, 83

や

薬物治療　107
ヤング躁病評価尺度　129
抑うつエピソード　95, 102
抑うつ気分　95, 107

ら

ライフチャート　60
ラインケア　27, 29

ラミクタール®　119
ラモトリギン　108, 119
リスパダール®　110
リスペリドン　108, 110
リワークプログラム　46, 55, 60, 73, 82, 90

欧

BDI　128
BDI-Ⅱ　128
bipolarity　112
Bipolarity index　135
BSDS　131
DSM-5　95, 112
HAM-D　128
HCL　133
HCL33　134
IDS　128
IPSRT　124
MDQ（Mood Disorder Questionnaire）　130
NIRS（near-infrared spectroscopy）　73
PHQ　128
QIDS　128
sleep modulation therapy　127
SNRI　110
spectrum　112
SRM　124
SSR（Social Skills Renovation）　75
SSRI　109
TEMPS　114, 136
The 'Highs' Questionnaire　133, 135
WAIS-Ⅲ　75
WBI（Workplace Bipolar Inventory）　136
WBI-AB4　138

MEMO

MEMO

MEMO

「はたらく」を支える！職場×双極性障害
─────────────────────────────
2018年 7月 2日　1版1刷　　　　　ⓒ2018
2023年 1月30日　　　2刷

編著者
あきやま　つよし
秋山　剛

発行者
株式会社　南山堂　代表者　鈴木幹太
〒113-0034　東京都文京区湯島 4-1-11
TEL 代表 03-5689-7850　www.nanzando.com
ISBN 978-4-525-18181-9

JCOPY　〈出版者著作権管理機構　委託出版物〉
複製を行う場合はそのつど事前に（一社）出版者著作権管理機構（電話03-5244-5088,
FAX 03-5244-5089, e-mail: info@jcopy.or.jp）の許諾を得るようお願いいたします.

本書の内容を無断で複製することは，著作権法上での例外を除き禁じられています．
また，代行業者等の第三者に依頼してスキャニング，デジタルデータ化を行うことは
認められておりません．